Retrouvez nos prochaines parutions, les ouvrages du catalogue et les événements à ne pas rater sur notre site Internet. Vous pourrez également lire des extraits de tous nos livres, recevoir notre lettre d'information et acheter directement les livres qui vous intéressent, en papier et en numérique !

À bientôt sur www.editionsleduc.com

Découvrez également toujours plus d'astuces et de bons conseils malins sur : **www.quotidienmalin.com** et **www.facebook.com/QuotidienMalin.**

Retrouvez également l'auteur sur son blog :
yoga.maathiildee.com
et sur sa page Facebook : Mathilde Yoga

Maquette : PCA
Illustrations : Fotolia / postures : Mathilde Piton

une marque des éditions Leduc.s
17, rue du Regard
75006 Paris – France
E-mail : info@editionsleduc.com
ISBN : 978-2-84899-676-9

MATHILDE PITON

LE YOGA MALIN

Un supplément inédit offert ! Rendez-vous p. 207

QUOTIDIEN MALIN
ÉDITIONS

Sommaire

Introduction

Le mot *yoga* signifie « union » en sanskrit, une langue indienne ancienne. Le yoga est à la fois une **méthode globale et un art de vivre** qui utilise différents moyens – les postures physiques, la relaxation, la méditation, la respiration, l'étude sur soi-même – pour unir le corps et l'esprit. Ce livre a pour objectif de vous faire découvrir cet univers et de provoquer en vous la petite étincelle qui vous fera dérouler votre tapis et commencer à « pratiquer ». Partons d'une question fondamentale : quel est l'intérêt du yoga ?

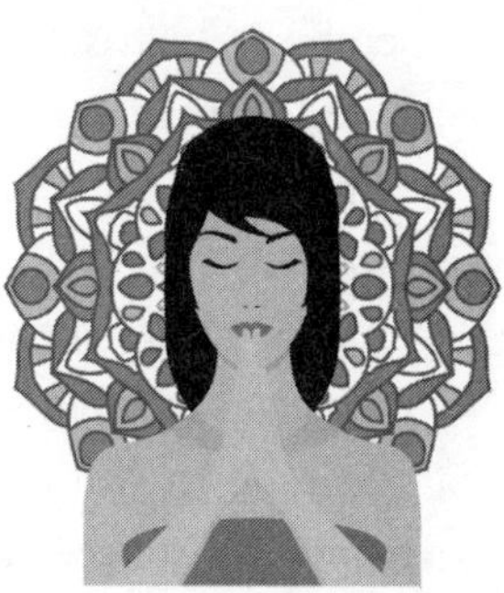

Mes 5 bonnes raisons de faire du yoga

1 Ça me fait du bien ! Je profite de l'instant présent et je lâche prise

Pratiquer le yoga m'aide à être présente, ici et maintenant : en me concentrant sur ma respiration et en étant à l'écoute de mes sensations, je laisse filer les pensées qui m'encombrent. Après une séance de yoga, je me sens bien, pleine d'énergie et détendue. J'ai remis les compteurs à zéro !

2 Je me reconnecte avec mon corps

« Basculez le bassin vers l'avant tout en contractant les fessiers, les omoplates descendent vers le bas, amenez le coccyx vers le sol, les mains restent engagées »… les premières séances de yoga ressemblent bien souvent à des cours d'anatomie. Une fois ces bases du corps humain maîtrisées, je suis passée à l'étape suivante : coordonner les mouvements. Bouger gracieusement, trouver mon équilibre sur une jambe, sur les mains, et même sur les avant-bras, me laisser guider par la respiration… Mon corps est devenu progressivement plus souple et plus tonique, ce qui aide à soigner les bobos du quotidien (mal au dos, au genou, au ventre, etc.). C'est aussi un bon complément à la pratique d'autres sports.

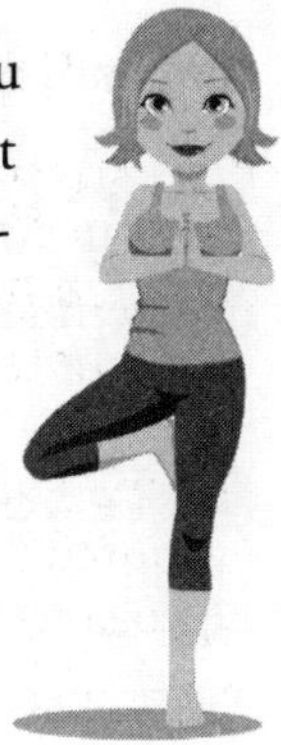

❸ Le yoga invite à l'exploration intérieure

Quand j'ose faire certaines postures que je croyais inaccessibles, ou quand j'accepte de rester calme en méditation, je prends conscience de toutes les sensations physiques, émotions et pensées qui me traversent. Qu'est-ce que j'en fais ? Où est-ce que j'en suis ? Le yoga me met en face de moi-même, je me remets en cause sans me juger, j'accepte et j'avance.

❹ Le yoga a des effets positifs dans la vie quotidienne : je me sens mieux dans ma peau !

Une bonne séance de yoga a le don de me calmer, de me mettre de bonne humeur et de me faire sentir en pleine forme. Ces effets positifs se ressentent aussi hors du tapis et du studio de yoga, et se diffusent au quotidien : j'ai plus confiance en moi, je suis plus concentrée, je suis plus à l'écoute de moi-même et des autres, et plus ouverte au changement. Je dors mieux, je mange mieux, je me sens plus équilibrée !

5 Le yoga s'adapte à tout le monde

Le yoga n'est pas une méthode exclusive réservée à certaines personnes. J'entends parfois dire : « Je ne peux pas faire du yoga parce que : c'est trop cher/c'est un truc de baba cool/je ne suis pas souple/je suis trop vieux. » En fait, le yoga peut fonctionner pour tout le monde, peu importe son âge ou sa condition physique. Et dans les cas où on ne peut pas beaucoup bouger, on peut au moins respirer !

Maintenant que vous voilà convaincu(e) (je l'espère en tout cas !), je vais vous expliquer comment trouver un cours, et ce qu'il faut porter comme vêtement ou avoir comme accessoires (pas grand chose, je vous rassure !). Une fois le tapis déroulé, je vous montrerai que le yoga comporte plusieurs dimensions : les postures physiques, la respiration et la méditation. Au delà de l'aspect physique, j'aborderai aussi la dimension plus philosophique du yoga, autrement dit comment vivre le yoga au quotidien : dans la façon de vivre, de manger et de prendre soin de soi. Mais avant tout, je vais commencer par vous détailler les bienfaits du yoga pour le corps et pour l'esprit…

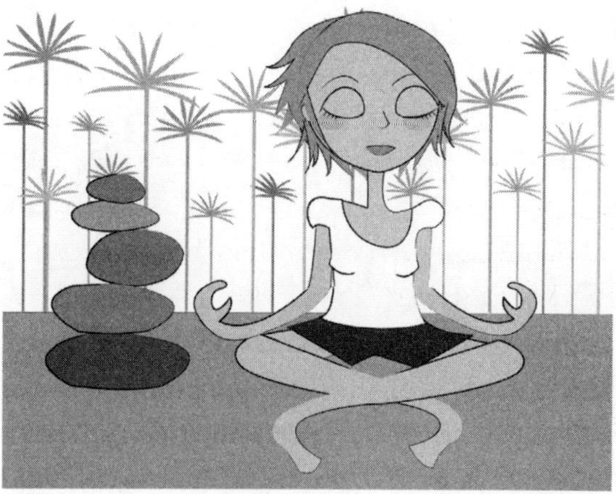

CHAPITRE I

Le yoga et moi, est-ce que ça va coller ?

Les bienfaits du yoga sur mon corps

Le yoga est une activité physique. On croit bien souvent qu'il s'agit juste de s'asseoir et de marmonner « ommm » en respirant des bouffées d'encens. Mais au yoga, on bouge ! Avant de commencer, il faut d'abord faire le point : où est-ce que j'en suis physiquement ? Prenez un carnet, qui sera votre carnet de route du yoga, et répondez à ces questions :

- Le sport :
  - Le sport et moi, est-ce que c'est une véritable histoire d'amour ? Est-ce que je pratique régulièrement une ou plusieurs activités physiques ?

  - Le sport est-il absent de ma vie ? Est-ce que j'ai une carte de gym que je n'utilise jamais ?
  - Suis-je du genre à commencer de nouvelles activités (natation, course à pied…) sans m'y tenir sur le long terme ?
- Le poids :
  - Mon poids me convient-il ? Est-ce que je veux en perdre (5 kilos, ou 25 kilos) ?
  - Est-ce que je cherche à prendre du poids, à être plus musclé ?
- La santé :
  - Est-ce que je suis en bonne santé ?
  - Est-ce que j'ai la santé fragile ?
  - Est-ce que j'ai besoin de récupérer d'une blessure ou d'une opération ?

Un corps plus souple (si, si !)

Travailler la souplesse, c'est tout simplement étirer ses muscles. Oubliez les exercices toniques de la gym à l'école ; au yoga, personne ne va vous pousser dans le dos pour que vous soyez capable de toucher vos pieds. Tout va se passer en douceur, par des exercices répétitifs, progressifs et exécutés en toute conscience, et non pas machinalement. Hormis les artistes de cirque, les gymnastes et les danseurs de ballet qui s'entraînent des heures durant depuis leur plus jeune âge, la souplesse n'est pas une chose qu'on a l'habitude de travailler. Le manque de souplesse peut gêner dans certaines postures de yoga et dans la vie de tous les jours : quand j'ai débuté le yoga, j'étais incapable de toucher le sol avec mes mains sans plier considérablement les genoux et m'asseoir par terre en tailleur pendant un moment n'était pas du tout agréable (le yoga favorise l'ouverture et la mobilité du bassin).

Vous vous dites peut-être que vous aurez l'air ridicule en cours si vous n'êtes pas souple. Mais ce n'est pas un bon argument pour ne pas se mettre au yoga : est-ce que vous renonceriez à apprendre le tennis juste parce que vous ne savez pas tenir une raquette ? La souplesse, ça se travaille. Lentement, mais sûrement. Et ce n'est pas parce qu'on n'est pas souple qu'on fait « mal » du yoga : chacun son rythme !

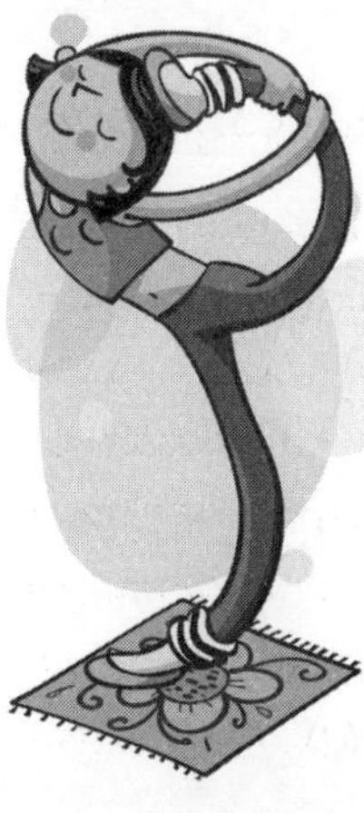

Je suis trop souple ! Si vous êtes déjà très souple, le yoga vous aidera à bien engager les muscles pour ne pas vous blesser et prendre soin de vos articulations.

Exercice : Bonjour souplesse !

Mettez-vous debout, puis lentement et en expirant, pliez-vous en deux vers vos pieds. Vos mains ne touchent pas le sol ? Pliez les genoux et mettez les mains sur vos tibias. Laissez la tête et les bras se diriger vers le sol, relaxez le cou. Le bas du ventre repose sur le haut des cuisses. Respirez dans cette flexion avant du corps. Dites bonjour aux muscles à l'arrière des cuisses qui ont sûrement commencé à se manifester ! Sans rien faire, petit à petit, le poids de votre corps vous entraîne vers le sol. Cet exercice passif fait travailler la souplesse de l'arrière des cuisses.

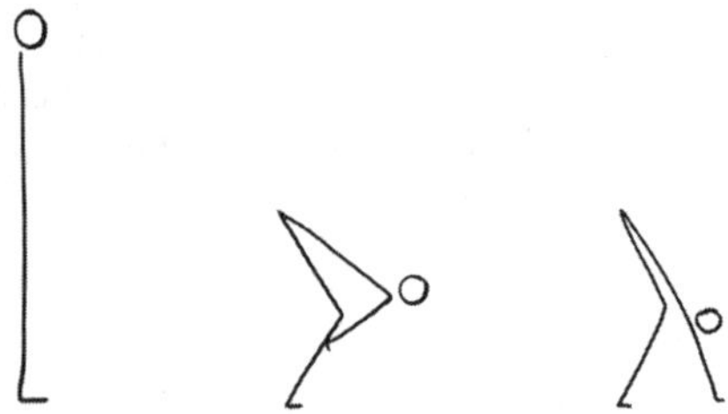

① ② ③

Conseil pour les étirements : il est important de ne pas faire d'à-coups violents comme un ressort ; on cherche à calmer le système nerveux, et si vous traitez votre corps comme un élastique, ça aura l'effet inverse car si on s'étire rapidement, le muscle réagit en se contractant. En travaillant lentement, en s'étirant progressivement, le muscle ne se contractera pas brutalement, mais s'allongera sans risque.

Judith Lasater, professeur de yoga : « Vous pouvez vous plaindre de ne pas être assez souple, vous pouvez vous plaindre de la posture qui est trop compliquée, vous pouvez vous plaindre du prof qui vous fait faire cette posture. Mais ni la posture, ni le prof ne créent la difficulté. La difficulté était déjà là au départ. Le yoga vous donne une chance de l'explorer, et peut-être même de la dissoudre. »

Les bénéfices d'un corps plus souple :

• Des articulations en meilleure santé. Chevilles, genoux, hanches, coudes, poignets : ça bouge mieux, avec plus de fluidité, et on y gagne en mobilité.

• Un corps plus détendu et une meilleure posture générale. Les tensions sont relâchées !

Un corps plus tonique

L'un des effets du yoga est de renforcer physiquement, tout en assouplissant et en allongeant les muscles. Quand on ressort de son premier cours de yoga, les effets les jours suivants sont évidents : courbatures ! Même dans des endroits insoupçonnés… Les courbatures sont des douleurs musculaires provoquées par des exercices inhabituels pour le corps ou des étirements prolongés.

Exercice : La posture de la chaise

Mettez-vous debout, puis pliez les genoux, baissez vos hanches et les fessiers vers l'arrière comme si vous alliez vous asseoir sur une chaise. Levez les bras vers l'avant et gardez-les près des oreilles, dans le prolongement du buste. Dirigez le regard vers le sol et vérifiez que vous voyez toujours bien vos orteils – si ce n'est pas le cas, reculez vers l'arrière les cuisses et les fesses.

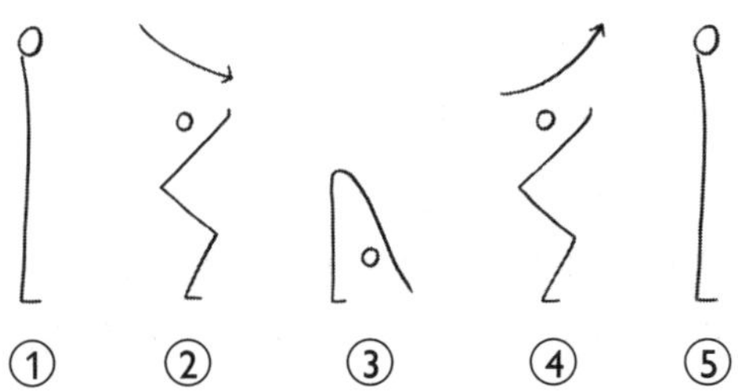

Que ressentez-vous après 2 ou 3 respirations dans cette posture ? Les cuisses chauffent. Respirez, restez encore quelques instants dans cette posture dite de la chaise. Puis relâchez lentement et penchez-vous vers l'avant en expirant, dans la posture passive d'étirement – la flexion avant debout. Après quelques respirations lentes et profondes, revenez dans la posture de la chaise.

L'avis de Mikio Aoi, coach sportif : comment se muscle-t-on ?

Il y a 3 facteurs à prendre en compte si on veut se muscler :

1. un effort suffisamment intense et long ;
2. des activités variées qui permettent au corps d'avoir toujours à s'adapter, et donc de travailler suffisamment ;
3. une alimentation équilibrée, suffisante et adaptée, qui comprend des protéines.

Un corps plus mince ?

Le corps maigrit quand l'énergie dépensée par toutes les activités que l'on fait est supérieure à l'énergie consommée (par ce qu'on mange et ce qu'on boit). Certaines activités font dépenser plus d'énergie car elles sollicitent plus les muscles et le cœur – comme la course à pied, la natation, le vélo, le ski de fond. Ce sont des sports qui sollicitent tous les muscles pendant une longue durée.

Dans le yoga, la « salutation au soleil » – un exercice d'échauffement qui enchaîne plusieurs postures – est l'exercice qui se rapproche le plus du « cardio ». En fonction des cours, il dure de 5 à 20 minutes. Ce n'est cependant pas une activité suffisante pour dépenser une grande quantité d'énergie. Le yoga, ce n'est pas de l'aérobic.

Si maigrir est votre objectif, je vous conseille d'accompagner votre pratique du yoga d'une activité physique dynamique comme la marche rapide, la course à pied ou la natation. Une alimentation saine et équilibrée est également nécessaire : le yoga, par la diminution du stress, peut aider à retrouver naturellement un équilibre alimentaire. En reprenant conscience de son corps, en travaillant à se faire du bien, j'ai aussi envie de me nourrir mieux. En sortant d'un cours de yoga, j'ai rarement envie d'aller manger un hamburger au McDo.

Et si je transpire beaucoup, est-ce que je maigris ?

Dans le Bikram yoga, on transpire beaucoup : la salle est chauffée à 40 °C et le taux d'humidité monte à 40 %. Vingt-six postures sont enchaînées pendant 1 h 30. Autant vous dire qu'on transpire beaucoup ! D'autres cours que le Bikram yoga peuvent également faire transpirer, même si la salle n'est pas chauffée ! Est-ce que transpirer est le signe que je fais plus d'efforts, et donc que je brûle de l'énergie ? La transpiration est un processus qui permet au corps de se refroidir quand il a trop chaud. La sueur, c'est principalement de l'eau. La transpiration ne brûle donc pas des calories, même si on pourrait croire que transpiration = fonte des graisses. Par ailleurs, si vous transpirez beaucoup, vous avez donc perdu beaucoup d'eau : pensez à bien vous hydrater ensuite.

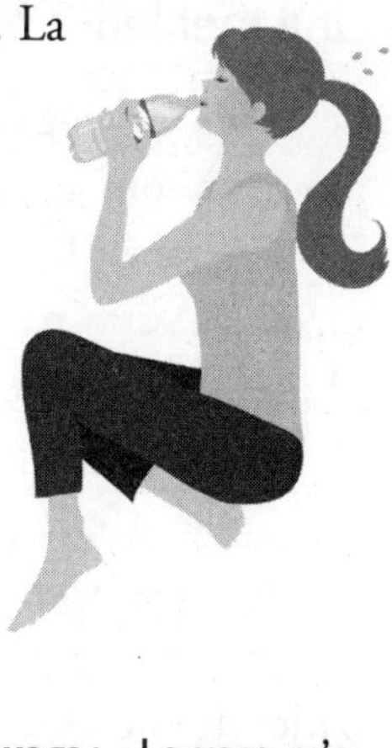

Whitney, 24 ans, 1 an de yoga : « Le yoga m'a complètement transformée. Il a changé mon corps : j'ai perdu plus de 13 kilos en un an, je suis plus musclée, ma respiration est plus stable. En plus du yoga, je me suis mise à courir plusieurs fois par semaine. Au-delà de l'aspect physique, grâce au yoga, je suis aussi plus consciente du monde et des gens qui m'entourent, je considère autrement ma propre place en relation avec les autres. J'ai une meilleure appréhension de mon état d'esprit et de mes émotions : maintenant que j'ai compris à quel point ce que je dis ou fais a un impact dans ma vie, j'ai appris à faire plus attention à comment j'étais et comment je répondais aux gens dans certaines situations. De manière générale, je suis plus détendue, ouverte d'esprit et à l'écoute de ce dont mon corps a besoin. »

Une meilleure digestion

Le cours de yoga avait commencé depuis un moment, tout le monde était calme et concentré sur son tapis. La posture qui suivait était une torsion. Assise par terre, la prof nous guidait : « Étirez la colonne vertébrale sur l'inspiration, et sur l'expiration, tournez-vous vers l'arrière de la salle. Cette posture est parfaite en cas de constipation, vous massez vos organes internes. » J'étais nouvelle au yoga, et à entendre la prof parler de choses si prosaïques, j'ai éclaté de rire !

Parler « d'évacuation » est un sujet récurrent au yoga. Vous vous attendiez peut-être à de grandes considérations philosophiques, mais sachez-le, le yoga, c'est entre autres un excellent moyen pour améliorer son transit ! Car quand ça va mal, c'est le genre de choses a priori insignifiantes qui peuvent vous empoisonner la vie. Avec toutes les postures effectuées en cours, notamment les postures de torsion, et la respiration abdominale, vos organes internes ont droit à un bon massage. C'est l'un des bénéfices du yoga qui n'est, certes, pas très glamour, mais qui va vous rendre la vie plus facile !

Sophie, 38 ans, 3 ans de yoga : « Je souffrais de fréquents maux de ventre : douleurs abdominales, diarrhées fulgurantes juste après avoir mangé, suivies de jours de constipation. Mon médecin a diagnostiqué une colopathie spasmodique, une maladie fréquente chez les gens anxieux, notamment les femmes. Il m'a suggéré d'adapter mon régime alimentaire en fonction des différentes crises que je traversais (diarrhée ou constipation). Et en complément, je me suis mise à suivre des cours de yoga. J'ai appris à relâcher mon ventre : plutôt que d'essayer de toujours contracter mes abdos pour avoir un ventre plat ou pour “bloquer” mes crises, j'ai appris à faire des respirations abdominales, à me détendre, à laisser mon ventre s'arrondir pour mieux respirer. Après quelques mois de yoga, les douleurs ont disparu complètement et définitivement. »

Les bienfaits du yoga sur mon psychique

Le yoga n'a pas seulement des effets physiques : il a aussi de nombreux effets sur le mental. D'ailleurs, on commence souvent le yoga en se disant qu'on a besoin de trouver un bon moyen pour se relaxer. Reprenez votre carnet de route du yoga pour ce bilan psychologique :

- Êtes-vous facilement anxieux ?
- Avez-vous besoin de tout contrôler ?
- Avez-vous tendance à déprimer, à vous isoler ?
- Vous laissez-vous facilement emporter par la colère ?
- Souffrez-vous de maux de ventre ?
- Avez-vous un sommeil agité ?

Le yoga contre l'anxiété et la dépression

On a de nombreuses raisons d'être anxieux. Que ce soit dans des événements majeurs de la vie – déménager, se marier, avoir des enfants – ou dans la routine du quotidien – être bloqué dans les embouteillages, penser à payer les factures, ressasser des conflits avec ses amis ou sa famille, etc. Les sujets de préoccupation prennent souvent le dessus, et c'est à eux qu'on pense en premier

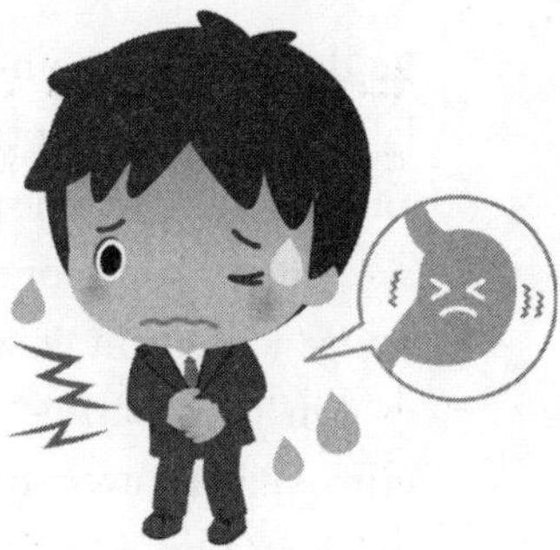

quand on nous demande de nos nouvelles, au lieu de voir les choses positives qui nous arrivent.

À tout ce stress s'ajoutent d'autres émotions négatives : on est impatient dans la file d'attente, en colère contre quelqu'un, frustré au travail. L'anxiété a beau être mentale, elle se répercute sur le corps (rythme cardiaque, pression du sang, tension musculaire). Du coup, on a mal au ventre, on dort peu, on regarde trop la télé, on mange trop et pas très bien – ou alors on ne mange pas assez.

Et pour noircir le tableau, le stress se nourrit de lui-même : plus on stresse, plus on sera stressé. C'est un cercle vicieux dont on s'extrait difficilement.

Anxiété ou dépression, quelle différence ?

L'anxiété est un sentiment indéfinissable d'insécurité. L'anxiété rend l'esprit agité : en étant anxieux, je rumine, je ressasse sans cesse les mêmes choses. Physiquement, la personne anxieuse n'est pas très présente, ses mouvements sont rapides et saccadés.

La dépression est un trouble mental marqué par la tristesse, un désintérêt pour les activités qu'on aime d'habitude, une perte de l'estime de soi. Physiquement, la personne qui souffre de dépression bouge lentement et se sent rapidement fatiguée.

On peut parfois souffrir des deux à la fois : être anxieux avec une dose de dépression, ce qui peut donner un corps fatigué mais à l'esprit agité, ou inversement, un corps superactif mais un esprit mou et passif.

Comment être plus relaxé grâce au yoga

Le yoga propose des clés pour être moins angoissé, et même pour aider à soigner la dépression :

- en réapprenant à respirer profondément ;
- en étant vraiment présent à soi, aux autres ;
- en apaisant l'esprit et toutes les histoires mentales et autres schémas de pensée qui l'accompagnent ;
- en apprenant au corps à se relaxer dans des postures de repos ou au contraire exigeantes.

(Voir dans le chapitre 3 les exercices pratiques de relaxation, p. 100.)

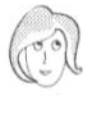

Patricia, 26 ans, 7 ans de yoga : « J'étais tellement anxieuse avant de faire du yoga ! Je ne sais pas vraiment par quel mécanisme le yoga a changé ça en moi, mais je sens la différence. Le yoga m'a donné confiance. Je n'ai plus l'impression de devoir changer pour être acceptée par les autres. J'ai appris à m'accepter telle que je suis. Je me dis que je fais partie d'un tout, de quelque chose qui me dépasse, et j'essaie de rester authentique envers moi-même et les autres. Je suis beaucoup plus détendue qu'avant. »

J'apprends à mieux réguler mes émotions

Qu'elles soient agréables ou non, de fortes émotions nous assaillent fréquemment au quotidien (naissance, mariage, décès, maladie, licenciement…). Les émotions, on ne peut rien y faire, elles sont là, elles nous traversent et nous rendent humains. Elles ne sont pas en elles-mêmes négatives ou positives, mais ce sont nos réactions face à ces émotions qui sont déterminantes. Est-ce qu'on se laisse déborder et envahir par la colère ou le dégoût lorsque quelque chose nous agace, par exemple ? Se laisse-t-on aller à la peur dès la moindre difficulté ?

Le yoga nous enseigne à prendre du recul, à ne plus « démarrer au quart de tour » et à avoir des réactions plus mesurées :

- en apaisant le système nerveux par la relaxation et la méditation ;

• en apprenant à s'observer sans jugement. Par exemple, quand une posture est difficile, comment est-ce que je réagis : est-ce que je force pour y arriver ? est-ce que, au contraire, je laisse tomber en me disant que je suis nul ? Je peux tout simplement essayer, en respirant bien, sans porter de jugement.

Quand je fais une posture d'équilibre dans le yoga, j'apprends à bouger lentement pour y parvenir, je respire en conscience pour maintenir la posture pendant un moment, j'utilise la force de mes jambes pour tenir et les parties de mon corps qui ne sont pas directement engagées dans la posture restent souples et relaxées. Mon esprit peut être en proie à diverses émotions : je les observe, et les laisse filer sans m'y attacher. Douceur, force, patience, précaution, respiration : ce que je fais sur le tapis va ensuite se transfuser dans ma vie de tous les jours, hors du cours de yoga.

Je fais le tri entre bonnes et mauvaises habitudes

« À partir de maintenant, je serai calme, douce, posée, sympa, un vrai rayon de soleil ! » Deux minutes plus tard, je me cogne le pied dans une chaise et je me mets à jurer : « Mmmmmmm…

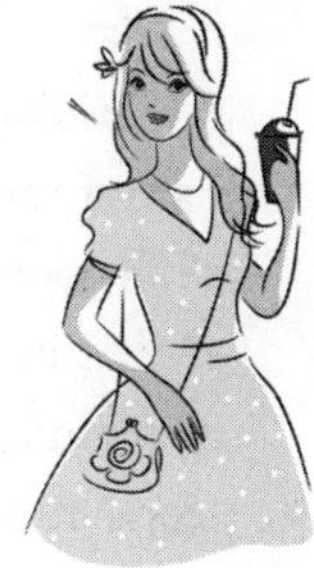

mince !!! » Toutes mes bonnes résolutions d'il y a deux minutes tombent à l'eau et je serai de mauvaise humeur pour le restant de la matinée.

Observez comment vous marchez dans la rue. Marche rapide, le regard vers le sol, les pensées qui tournent en boucle, sourcils froncés. Stop ! Qu'est-ce qui se passerait si vous alliez un peu moins vite, si vous détendiez les sourcils ? Regardez droit devant vous. Souriez, même très légèrement ! Le fait de sourire illumine votre visage. Les personnes que vous croisez baissent leur garde. Des effets positifs parfois inattendus peuvent venir de détails comme le fait de sourire.

Qu'est-ce que le « karma » ?

C'est un terme sanskrit qui représente la loi de cause à effet : tout ce que je pense, dis ou fais aura des conséquences. Dans la vie quotidienne, c'est une façon de ne pas oublier de rester engagé dans ce qu'on fait, autrement dit de ne pas être indifférent et agir comme si rien n'avait vraiment d'importance. Attention à ne pas devenir trop obsédé par cette idée non plus et vivre en craignant des répercussions démesurées.

Faites la liste de vos habitudes sur votre carnet de route du yoga :

- hygiène de vie quotidienne ;
- habitudes alimentaires ;
- habitudes comportementales (dans vos relations aux autres, face aux difficultés, etc.) ;
- habitudes physiques (dans votre façon de vous tenir par exemple).

Faites le tri parmi toutes ces habitudes :

- Quelles sont celles qui sont importantes et bénéfiques ? *(vous occuper des gens que vous aimez, prendre le petit déjeuner en famille, faire du sport avec votre meilleur ami, etc.)*
- Quelles sont celles qui relèvent du petit plaisir légèrement coupable ? *(manger une pâtisserie tous les jours en sortant du boulot, vous plaindre auprès de vos collègues, etc.)*
- Quelles sont celles qui vous semblent néfastes et dont vous aimeriez bien vous détacher ? *(passer toutes les soirées devant la télé, ne jamais ouvrir votre courrier, faire toujours la vaisselle en retard, ronger vos ongles, râler à la moindre contrariété, etc.)*

Il est très difficile de changer ses habitudes. Elles sont souvent bien ancrées dans notre routine : c'est ce qui fait que ce sont des habitudes ! Mais bonne nouvelle : on peut changer ! En langage scientifique, on parle de « neuroplasticité du cerveau » : le cerveau peut sans cesse créer de nouvelles connexions, autrement dit, il se transforme en fonction de notre expérience. Le yoga peut m'aider à bouleverser ma routine, mes habitudes, pour en créer de nouvelles, plus saines, plus équilibrées, plus en ma faveur. Comment ?

- **En arrêtant de me juger tout le temps,** surtout de façon négative, et au contraire en cultivant les pensées positives. Si je pense « je suis nul/bête/moche », cette pensée trouve un écho dans le cerveau, qui la répand dans tout le corps, ce qui génère de l'anxiété ou de la déprime : ça s'amplifie !
- **En proposant des défis physiques** à travers les différentes postures, que ce soit en restant immobile ou au contraire en effectuant des postures qui me semblaient compliquées ou infaisables au départ : je me dépasse et je me rends compte que je pouvais faire plus que ce que je pensais. Ou bien j'accepte simplement d'être là où j'en suis : tout le monde ne mettra pas ses pieds derrière la tête, et ce n'est pas bien grave.
- **En favorisant l'introspection** (la réflexion sur soi-même) pendant la relaxation et les postures effectuées lentement : je prends conscience de ce qui est superflu, de ce qui ne contribue pas à mon bien-être, de ce qui me dessert. Le yoga met sur le chemin de la connaissance de soi.

• **En me relaxant profondément et complètement**, et en diminuant les tensions nerveuses. Je deviens plus centré, moins dispersé. Je perds mes habitudes de procrastination, je vais droit à l'essentiel.

Changez vos mauvaises postures

Vous avez sans doute quelques habitudes tenaces qui vous font mal vous tenir, quand vous êtes assis ou debout, quand vous dormez, quand vous effectuez des mouvements répétitifs dans vos activités physiques ou professionnelles – faire porter votre poids sur une seule jambe, serrer les dents, soulever des objets lourds, etc. Commencez par repérer vos mauvaises habitudes dans votre façon de vous tenir : pensez à allonger le cou, à rouler les épaules vers l'arrière pour ne pas vous tenir recourbé vers l'avant, à vous tenir sur vos deux jambes avec le poids du corps également réparti, etc.

Je n'ai pas le temps de faire du yoga !

Emploi du temps professionnel trop chargé, famille à s'occuper, beaucoup d'activités... Comment faire de la place pour le yoga ? Considérez l'heure de

→

cours de yoga comme une heure rien qu'à vous. Se lancer dans une nouvelle activité comme le yoga ne doit pas être une corvée, voyez-la comme un plaisir. Regardez votre emploi du temps et dénichez les moments libres : pouvez-vous sortir plus tôt du travail un soir de la semaine, ou vous lever plus tôt un jour dans la semaine (de préférence en début de semaine, quand on est encore plein d'énergie) ? Quand vous avez trouvé votre moment à vous, ne le lâchez pas, ne trouvez pas d'excuse pour ne pas y aller, faites-en une priorité !

Je retrouve un sommeil apaisé

Se réveiller d'une bonne nuit de sommeil, les idées claires, le corps frais et dispos : quelle agréable sensation ! Malheureusement, si toutes les nuits et tous les matins étaient parfaits, ce serait le paradis. Les préoccupations du quotidien prennent parfois tellement d'importance qu'on ne sait même plus comment faire pour dormir, ou pire : on redoute le moment d'aller se coucher.

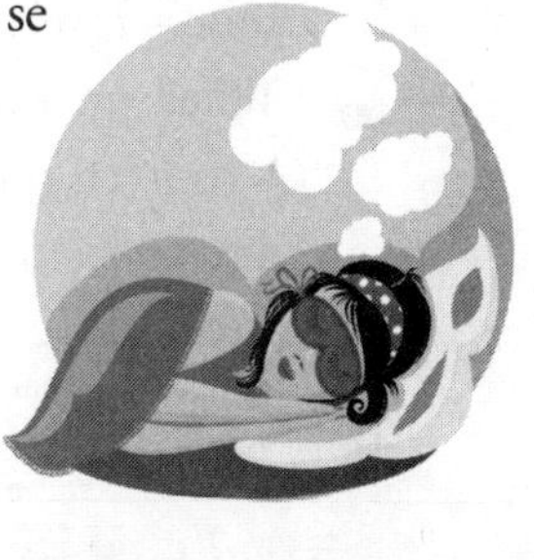

Comment le yoga peut-il aider à trouver un sommeil reposant et réparateur ? Pratiquer le yoga dans toutes ses dimensions – relaxation, postures, respiration, méditation – va agir sur les tensions nerveuses : les déséquilibres vont se stabiliser progressivement. Les participants d'une étude américaine* ont pratiqué du yoga pendant six mois (incluant des exercices de respiration, des postures physiques, de la méditation et la lecture de textes sur le yoga) : ils ont noté une plus grande rapidité pour s'endormir et une meilleure qualité du sommeil (nuit plus longue, sans se réveiller régulièrement).

5 conseils pour s'endormir plus facilement

1. Pratiquez quelques minutes de méditation, assis dans votre lit : visualisez intérieurement un endroit agréable et majestueux (la vue d'un bateau sur la mer, le reflet de la lune sur un lac en montagne, des dunes de sable…), promenez-vous dans ce décor tout en respirant doucement et profondément.
2. Prenez un bain chaud avant d'aller vous coucher, relaxez-vous, prenez soin de vous.
3. Tenez un carnet de gratitude : dites merci à tout ce que vous aimez – les personnes de votre entourage, les choses positives qui

* Étude menée en mai 2005 par N. K. Manjunath et S. Telles sur l'influence du yoga et de l'ayurvéda sur 120 personnes âgées de plus de 60 ans dans le cadre d'une recherché en gériatrie.

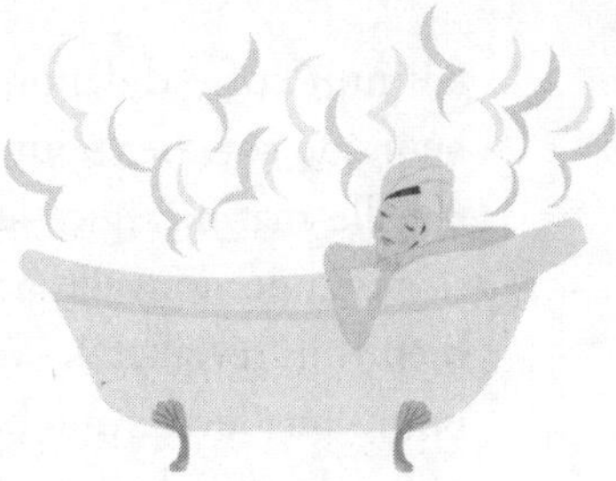

se sont passées dans la journée. Notez les détails qui peuvent sembler insignifiants mais qui vous ont fait sourire ou qui vous ont ému. Gardez ce carnet à proximité de votre lit, avec un petit crayon. Relisez-le de temps en temps !

4. Évitez l'ordinateur, la télé et les téléphones portables dans l'heure qui précède le coucher. Ce n'est plus le moment de se disperser : vous avez d'ailleurs déjà sûrement engrangé pas mal d'infos pendant la journée, et la lumière de ces appareils a tendance à maintenir éveillé.
5. Soyez régulier dans l'heure du coucher, et constant sur la durée du sommeil : routine et rythme permettent une amélioration importante du sommeil.

Et si le réveil est trop dur, le matin ?

« Lève-toi d'abord, réveille-toi ensuite ! » J'aime beaucoup cet adage que répète souvent l'une de mes profs de yoga. C'est vrai que parfois, le réveil peut être pénible, surtout l'hiver quand il fait nuit et froid dehors. Essayez d'adapter votre heure de coucher pour ne pas avoir besoin d'un réveille-matin (réglez-le tout de même au début si c'est une nouvelle habitude, pour être sûr de bien vous réveiller !). Pensez à ce qui vous motive pour vous lever : une bonne douche, l'odeur du savon, le pain du petit déjeuner, le sourire de vos enfants autour de la table…

Est-ce que je risque de me faire mal avec le yoga ?

Le yoga est une activité non violente. Il n'y a pas de mouvements répétitifs ou de chocs qui abîmeraient les articulations, par exemple. Mais quand on arrive au yoga, on a souvent derrière soi quelques traumatismes physiques, on peut avoir eu des blessures ou souffrir de maladies chroniques, ou bien encore se remettre d'une opération. Le principe de non-violence et d'écoute de soi est à prendre très au sérieux pour faire du yoga sans se faire mal et sans aggraver une situation préexistante. Tel est l'état d'esprit yoga : tout est dans la modération !

Comment éviter de se blesser

J'écoute mon corps : je fais la différence entre inconfort et douleur

Le yoga n'est pas une compétition. Il n'y a pas de Jeux olympiques du yoga, vous ne gagnerez aucune médaille à la fin du cours, alors pas question de forcer plus que de raison pour arriver à faire telle ou telle pose. Quand vous pratiquez le yoga, vous le faites avant tout et uniquement pour vous, votre bien-être, votre corps. Écoute de soi et non-violence sont deux principes essentiels en yoga. Ça peut paraître évident, mais dans la pratique, on se sent parfois obligé de réaliser telle posture demandée par le professeur, ou parce que son voisin de tapis la réussit, lui. Il n'y a pas de mal à essayer de repousser ses limites, mais à condition d'être attentif à soi-même et à son corps, à ses sensations. Certaines postures représentent de véritables défis physiques et mentaux : des postures impressionnantes, qui sollicitent toute notre concentration. Il faut doser son effort et connaître ses limites, mais il n'y a aucune raison que le yoga soit douloureux. Il faut apprendre à distinguer inconfort et douleur :

• **Inconfort :** certaines postures ne sont pas naturelles, elles surprennent, on est mal à l'aise, c'est désagréable et surprenant, mais ce n'est pas douloureux.

• **Douleur :** elle est souvent vive et localisée à un point précis. C'est le signe qu'il faut arrêter, sortir de la posture et se reposer.

Le yoga permet d'apprendre à s'écouter et à être capable de s'adapter. C'est dans ce cadre seulement que les blessures seront évitées. Il est capital d'écouter son corps pour ne pas se faire mal.

Au début du cours, je « scanne » mon corps

Au début de chaque cours, quand vous êtes au calme dans une posture, prenez le temps de ressentir et de « scanner » chaque partie de votre corps. Où sont les tensions ? Quelles sont les zones où vous ressentez des picotements, une sensation désagréable, des tensions ? Au fil de la séance, restez à l'écoute de votre corps et demandez-vous ce dont il a besoin, et non ce que votre tête vous dit de faire. Parfois, il est tentant d'essayer une posture compliquée : « Je veux montrer que je peux le faire ! » C'est souvent dans ces cas-là que les blessures arrivent.

Et si je suis déjà blessé ?

On peut faire du yoga tout en étant blessé, mais en prenant beaucoup de précautions. Demandez conseil à votre médecin et une autorisation de pratiquer le yoga si vous souffrez de douleurs cervicales, de lombalgies, de sciatiques, de scoliose, de maladies articulaires, d'un torticolis, etc. Prévenez toujours le professeur de yoga au début du cours afin qu'il puisse proposer des ajustements et modifications des postures pendant la séance. Si bouger est trop douloureux, restez immobile, au repos : les exercices de respiration et de méditation vous permettront toujours de profiter des effets bénéfiques du yoga.

Puis-je espérer un miracle avec le yoga ?

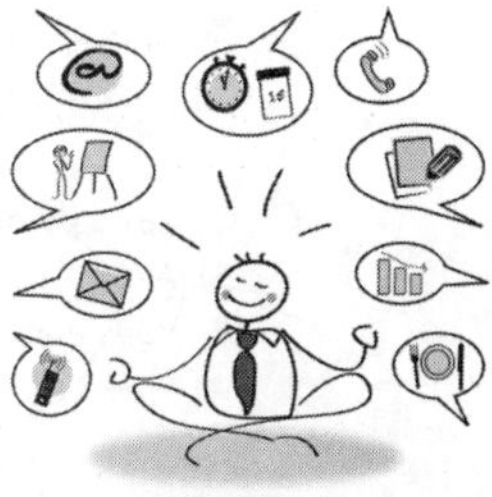

Est-ce que le yoga est la solution instantanée à tous nos problèmes physiques et psychologiques ? Adieu le stress, les insomnies, les maux de ventre, et bonjour esprit apaisé, bonheur dans l'instant présent ? C'est hélas trop beau pour être vrai. Le yoga est une discipline, il faut dérouler son tapis régulièrement, et pendant des semaines, des mois pour profiter vraiment des bénéfices. Les changements sont à la clé, mais il faut le vouloir, le pratiquer. Êtes-vous prêt pour ce voyage ? Avant d'aborder concrètement le yoga, voici un test qui vous permettra de savoir où vous en êtes.

Test : Suis-je prêt pour le yoga ?

Que ressentez-vous à la fin de ce premier chapitre ? Vous sentez-vous prêt pour le yoga ? Faites ce test qui déterminera votre niveau de motivation et votre « profil de yogi ».

❶ **Que vous évoque la salutation au soleil ?**
- ★ Un rituel pratiqué par une tribu exotique.
- ◆ Un moyen de s'échauffer au yoga.
- ▲ Une méditation en mouvement.

❷ **Vous arrivez chez le médecin et il y a une dizaine de personnes devant vous.**
- ▲ Ça vous crispe, et vous vérifiez que personne ne vous passe devant.
- ★ C'est le moment d'actualiser vos infos people.
- ◆ Vous n'aimez pas trop rester assis longtemps, ça vous démange de bouger !

❸ **Ce qui a priori vous fait le plus peur dans le yoga...**
- ▲ Avoir l'air ridicule et être le moins souple de la classe.
- ◆ Vous ennuyer et/ou ne pas arriver à déconnecter.
- ★ Que ce soit « bizarre ».

❹ Vous rencontrez quelqu'un lors d'une soirée avec qui vous ne partagez pas du tout les mêmes opinions. Comment réagissez-vous ?

- ▲ Vous vous braquez et restez sur votre position : vous savez que vous avez raison ! Au bout de quelques minutes, vous sentez que vous perdez patience.
- ★ Vous aimez les joutes verbales, mais lâchez assez rapidement l'affaire car vous trouvez la personne trop butée (et peut-être vous aussi…).
- ◆ Vous cherchez le conflit et défendez votre opinion. Ça vous amuse !

❺ Sur une île déserte, qu'est-ce que vous emportez ?

- ▲ Deux grosses valises remplies de vêtements, un téléphone portable, une tente ?
- ◆ Des bonnes chaussures de marche et un chapeau.
- ★ Un hamac, un maillot de bain et des livres (et de la crème antimoustiques).

❻ À la fin d'un cours, le prof lit un passage d'un livre de yoga sur l'abstinence…

- ◆ Ça vous laisse relativement indifférent.
- ▲ Vous êtes curieux et allez discuter avec le prof à la fin du cours.
- ★ Vous changez de cours de yoga.

❼ Que faites-vous de votre temps libre ?

- ▲ Le temps libre ? Vous ne connaissez pas, vous êtes tout le temps débordé et n'avez pas beaucoup de temps pour vous.
- ◆ Vous faites du sport : du vélo, de la natation, de la randonnée…
- ★ Un ciné, une soirée télé, un apéro entre amis : vous aimez les choses simples et sympas !

❽ Au boulot, votre chef vous demande de faire une présentation devant une centaine de personnes.

- ★ Vous acceptez et verrez bien à la dernière minute comment ça va se passer.

▲ Le jour J, vous êtes très bien préparé, mais vous êtes surtout très anxieux.
◆ Le jour J, vous vous sentez prêt à foncer !

❾ **On vous propose deux semaines de retraite de yoga à Bali. Vous pouvez choisir deux autres options de découverte…**
▲ Méditation et bien-être.
★ Gastronomie et shopping.
◆ Trekking et plongée sous-marine.

❿ **Prochain club de lecture sur le thème du bien-être et du développement personnel, quel livre vous tente le plus ?**
★ *Lady Yoga en posture critique*, un roman sur les déboires d'une prof de yoga en Californie.
▲ *Conseils d'amie pour des temps difficiles*, un livre sur comment rebondir en cas de coups durs écrit par une moine bouddhiste.
◆ *Né pour courir*, un livre sur le dépassement physique écrit par un marathonien qui court… pieds nus !

Réponses : quel est votre profil yogique ?

Maximum de (▲). Vous êtes d'un naturel soucieux… et vous voulez que ça change ! Vous n'êtes pas sûr d'avoir le temps de faire de la place pour le yoga, votre emploi du temps est déjà bien serré. Et pourtant, vous sentez bien que dans votre vie, vous aspirez à des choses positives, de la détente et du bien-être. Changer ses habitudes prend du temps et avoir envie de faire du yoga est déjà bon signe ! La vie s'emballe parfois peut-être un peu trop rapidement

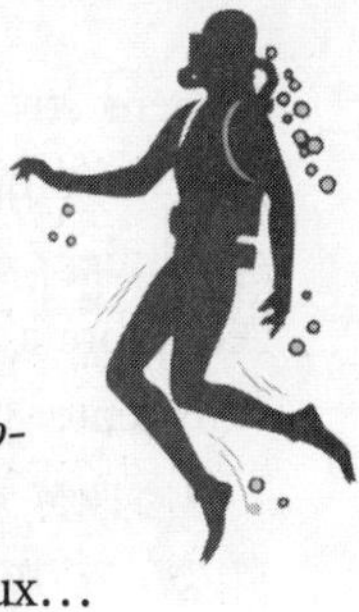

et vous seul pouvez ralentir. Vous êtes prêt pour le yoga : faites-lui de la place !

Le yoga qui vous conviendrait le mieux : hatha-yoga, yin yoga ou « restorative » yoga (voir p. 47 à 50).

Maximum de (★). Vous êtes curieux… mais un peu sceptique ! Le yoga vous fait envie, sinon vous n'auriez pas ce livre entre les mains, mais vous vous demandez si ce n'est pas un peu trop hippie, bizarre, décalé. Est-ce que vous êtes vraiment fait pour ça : pas très souple, pas super-sportif ? Le yoga est le lieu du non-jugement : commencez avec vous-même, allez-y la tête haute et le cœur doux, le yoga va vous surprendre. Vous n'aurez pas à allumer des bâtons d'encens en chantant des phrases incompréhensibles. Le yoga va vous aider à repousser vos limites physiques et vos barrières mentales.

Le yoga qui vous conviendrait le mieux : vinyasa, hatha-yoga (voir p. 47 à 50).

Maximum de (◆). Vous aimez bouger… mais le yoga vous semble trop mou. Vous êtes déjà très actif, faites beaucoup de sport. Le yoga vous intrigue pour de nombreuses raisons, mais vous avez peur de vous y ennuyer, que ce soit trop facile, ou trop passif. Pourtant, certains cours et certains styles peuvent être très exigeants physiquement. Mais le yoga ne comprend pas uniquement une dimension physique, c'est une discipline globale qui procure l'équilibre à la fois du corps et de l'esprit : laissez-vous tenter par cette nouvelle approche.

Le yoga qui vous conviendrait le mieux : ashtanga, vinyasa yoga *(voir p. 47 à 50).*

CHAPITRE 2

Je me lance !

Étape par étape, au fil de ce chapitre, vous allez oser :

- trouver un cours adapté à vos envies ;
- vous procurer le matériel adéquat ;
- vous motiver (ce n'est pas le moment de flancher une fois que vous avez acheté votre collant supermoulant).

À la fin de ce chapitre, vous serez fin prêt pour assister à votre premier cours de yoga. C'est parti !

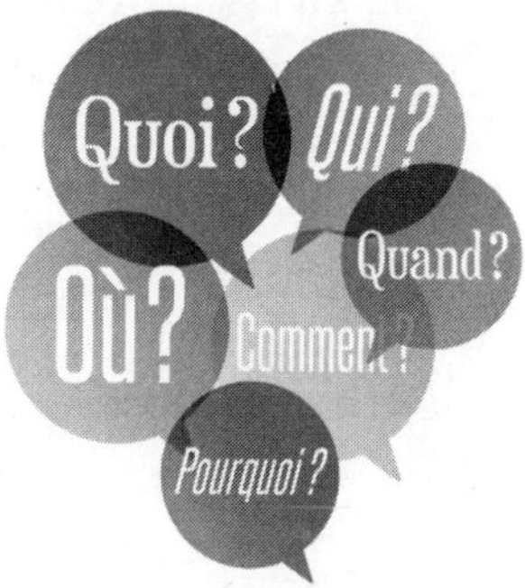

Étape 1 : Je trouve le bon cours de yoga

Choisir le studio qui me convient

Pour choisir le bon studio, l'un des critères les plus importants selon moi est : « Vais-je avoir envie d'y retourner ? » À vous de déterminer vos préférences ; voici quelques questions pour vous y aider :

- **Confort :** Y a-t-il des douches ? Les vestiaires sont-ils mixtes ? Le studio prête-t-il des tapis ?
- **Proximité :** Est-ce suffisamment près de chez moi ? Difficile de se motiver si l'on doit faire une heure de route ou prendre trois bus et deux métros, surtout tard le soir ou tôt le matin.
- **Prix :** De nombreux studios proposent des cours d'essai moins chers que les cours réguliers. Certains proposent même une semaine ou dix jours d'essai, avec une formule de cours illimités. Parfait pour tester différents cours et différents professeurs !
- **Niveau des classes :** Y a-t-il des classes pour débutants ?

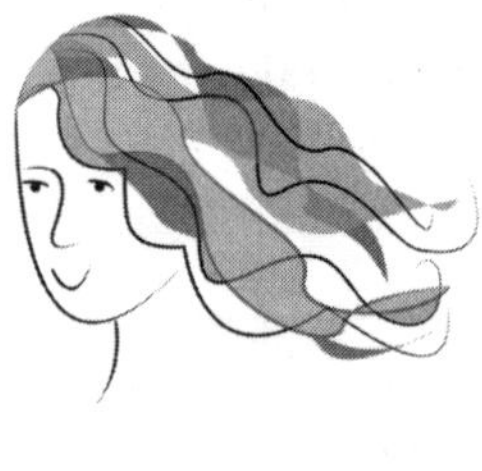

Faire du yoga dans un club de gym, c'est malin ?

Les cours ont souvent un côté plus physique que spirituel, mais l'avantage, c'est que vous avez aussi accès à tous les autres cours du club de gym.

Choisir le cours adapté pour moi

Si vous avez déjà regardé le planning d'un studio de yoga, vous vous êtes sûrement demandé ce que tous ces noms signifiaient. Les styles de yoga sont très nombreux, et ils sont un peu comme les modes : il y en a des nouveaux à chaque saison.

Voici quelques styles parmi les plus courants :

- **Acroyoga** : yoga de voltige à pratiquer à deux.

☺ Si vous aimez le cirque ! L'acroyoga a un côté ludique, un peu comme du rock acrobatique.

☹ Si vous n'aimez pas le contact physique.

- **Ashtanga** : yoga fluide et dynamique où les postures s'enchaînent rapidement et montent graduellement en difficulté.

☺ Si vous êtes en grande forme physique et que vous êtes prêt à vous investir dans une pratique exigeante.

☹ Si vous avez des blessures aux articulations du genou ou des poignets, qui sont très sollicités dans l'ashtanga.

- **Bikram** : yoga dans une salle chauffée à 40 °C où une série de 26 postures s'enchaînent.

☺ Si vous aimez transpirer.

☹ Si vous n'avez pas envie de bouger en maillot de bain dans un endroit chaud et humide.

- **Hatha** : yoga doux où les postures sont tenues longuement et où une période de repos est prévue entre chacune d'elles. À l'origine, tous les styles de yoga sont du « hatha-yoga », qui désigne de façon générale la partie physique du yoga ; aujourd'hui, ce terme désigne plus spécifiquement cette forme douce de yoga.

☺ Si vous débutez dans le yoga, le hatha vous donnera d'excellentes bases.

☹ Si vous avez envie de bouger et de vous dépenser.

- **Iyengar** : yoga exigeant et précis qui insiste beaucoup sur l'alignement des diverses parties du corps dans l'espace. De nombreux accessoires (sangles, chaises, couvertures…) sont utilisés pour le rendre accessible à tous les niveaux.

☺ Si vous avez des blessures, ce yoga est lent et précautionneux.

☹ Si vous aimez bouger librement.

- **Kundalini** : yoga qui inclut méditation, chants et postures pour réveiller son énergie.

☺ Si vous aimez les expériences instinctives.

☹ Si vous êtes terre à terre et que le côté spirituel du yoga vous fait un peu peur.

- **Mysore** : yoga ashtanga très exigeant, pratiqué en groupe de bon matin.

☺ Si vous avez envie de progresser, les professeurs dans ces classes donnent souvent beaucoup d'attention à chaque élève.

☹ Si vous lever tôt le matin six jours par semaine est impossible.

- **Prénatal** : yoga avec des postures bénéfiques à la grossesse et à la préparation de l'accouchement.

☺ Une méthode naturelle pour vous préparer à cet événement, entourée d'autres futures mamans.

☹ Si vous pratiquez le yoga depuis longtemps, vous pouvez avoir envie de continuer dans un cours classique, au sein de votre groupe habituel, plutôt que dans une classe spécifique.

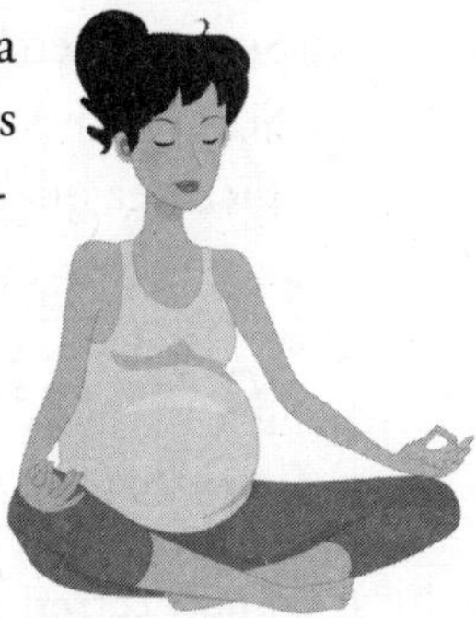

- *Restorative* : yoga calme pour reposer profondément le système nerveux.

☺ Si vous avez besoin de vous reposer, de retrouver de la quiétude et de calmer la nervosité.

☹ Si vous avez un bon niveau d'énergie et que vous avez envie de vous dépenser.

- **Vinyasa** : yoga où les postures sont enchaînées au cours d'un flot, l'attention étant portée sur les transitions entre les postures.

☺ Si vous aimez bouger gracieusement, ce yoga ressemble à une chorégraphie de danse.

☹ Si vous débutez et que vous ne connaissez pas bien les postures, le vinyasa peut vous sembler un peu trop rapide.

- **Yin yoga** : yoga où les postures d'étirement sont maintenues longtemps afin de bénéficier d'effets profonds.

☺ Si vous cherchez à améliorer votre souplesse.

☹ Si votre niveau d'énergie est élevé et que vous cherchez quelque chose de dynamique.

Qu'est-ce qu'un bon prof de yoga ?

Trouver un bon cours de yoga, c'est aussi et surtout trouver un bon prof, autrement dit un prof qui nous correspond, avec lequel on se sent à l'aise.

→

Dans certains textes de yoga, on peut lire que le professeur est un « guru ». Le mot peut faire peur, car il rappelle les sectes, mais en sanskrit, guru signifie simplement « professeur » : celui qui dissipe l'obscurité et révèle la lumière.

Qu'est-ce que l'alignement dans le yoga ?

On entend souvent dans le yoga qu'il faut « être aligné », et certaines écoles de yoga insistent beaucoup sur l'importance de l'alignement. Les postures fonctionnent selon une certaine architecture qu'il convient de respecter pour ne pas se blesser. Par exemple, dans la posture du guerrier, il faut plier le genou suffisamment pour qu'il soit aligné au-dessus de la cheville, c'est-à-dire que la jambe forme un angle à 90°.

Étape 2 : Je constitue mon nécessaire de survie yogique

Bonne nouvelle : la pratique du yoga ne nécessite pas un investissement vestimentaire de fond. Il se pratique pieds nus, donc pas de baskets à acheter et – je dis ça comme ça – une tenue de yoga ressemble un peu à un pyjama… Si le studio où vous allez prête des tapis, vous n'aurez a priori rien à acheter pour débuter cette nouvelle activité !

Ma tenue de yoga

- **Un pantalon** : de préférence moulant, mais faites attention à ce qu'il ne comprime pas la taille. Ceux à taille haute sont très confortables. Vous pouvez aussi opter pour des pantalons dont le bas se resserre à la cheville. De cette façon, les jambes du pantalon ne glisseront pas en permanence. Que le pantalon soit court ou long, c'est selon votre tolérance à la température dans la salle.
- **Un tee-shirt ou un débardeur** : de préférence moulant, là encore c'est plus pratique quand on se retrouve la tête en bas, car le tee-shirt ne se déroule pas !
- Laissez vos **chaussettes** et **chaussures** au vestiaire, le yoga se pratique souvent pieds nus, en contact avec le sol. Si vous êtes frileux, gardez les chaussettes à portée de main (ou de pied) pour la fin du cours, généralement dédiée à la relaxation.

Mon tapis

Les studios proposent souvent la location ou le prêt de tapis (mais c'est plus souvent payant). Mais peut-être préférerez-vous avoir le vôtre pour des questions d'odeur et d'hygiène.

Voici donc quelques aspects à prendre en considération dans le choix du tapis :

- **L'épaisseur :** plus il est épais, plus il sera confortable (quand on pose le genou par terre, par exemple), mais il peut aussi être plus glissant. Un tapis glissant, c'est parfait pour certaines postures, mais dans d'autres cas, si on bouge beaucoup, ça peut vite devenir agaçant. Prévoir une serviette pour une bonne adhérence.
- **La légèreté et la maniabilité :** choisissez un tapis léger et maniable si vous devez le transporter depuis chez vous jusqu'au studio de yoga. Par contre, si vous pouvez le stocker directement au studio, c'est moins important.
- **La matière :** les marques de yoga ont bien compris que l'apprenti yogi préfère acheter un tapis bio et en matière recyclée plutôt qu'un tapis en plastique. Certains tapis ont un revêtement antidérapant, qui peut parfois être un peu trop rugueux.

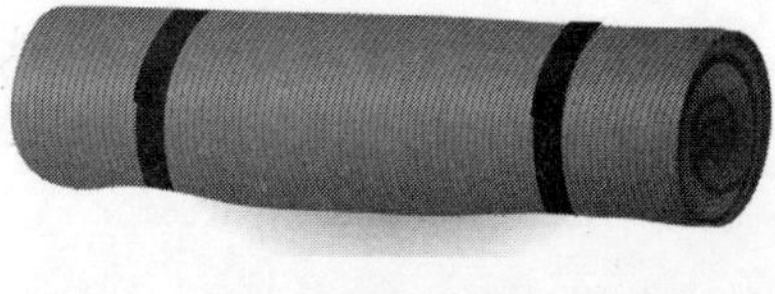

• **Le prix**: certains tapis coûtent près de 70 euros! Si vous prévoyez de pratiquer souvent le yoga, choisissez un tapis de qualité qui durera longtemps. On trouve aussi des premiers prix dans les magasins de sport.

• **L'usage**: si vous n'utilisez votre tapis qu'une fois par mois, prenez-en un léger, facile à transporter, pas trop cher.

Ma recette de spray nettoyant maison spécial tapis de yoga

Dans une bouteille en verre teinté (pour que l'huile ne devienne pas rance), versez successivement puis mélangez:

• 1 dose d'huile essentielle d'hamamélis (désinfectant);
• 2 doses d'eau;
• 5 à 10 gouttes d'huile essentielle de Tea Tree (antibactérien);
• 2 à 3 gouttes d'huile essentielle au choix: eucalyptus, vanille, patchouli (pour parfumer).

Mon matériel pour plus de confort

La plupart des studios fournissent ce type de matériel, très utile quand on débute et qu'on manque de souplesse:

- **Une sangle :** elle permet d'attraper votre main ou votre pied dans certaines postures. Parfait quand on débute.
- **Un ou deux blocs :** pour s'asseoir ou pour aider à atteindre le sol dans certaines postures. N'ayez pas peur de l'utiliser et ne vous dites pas que vous êtes nul si vous avez besoin de cet accessoire très pratique.

Dans votre sac, prenez selon vos envies de confort et de bien-être :

- **une serviette de tapis de yoga** à placer sur le tapis pour que les paumes des mains ne glissent pas, ou pour s'essuyer quand on transpire ;
- **un petit coussin pour les yeux :** ça n'a l'air de rien, mais cet accessoire peut transformer savasana (la posture de relaxation finale, allongé sur le dos) en véritable moment de délassement et de détente. Ces coussins sont remplis de billes ou parfois de noyaux de cerises ;
- **une bouteille d'eau :** le yoga fait transpirer, il faut donc bien boire pour compenser la perte d'eau.

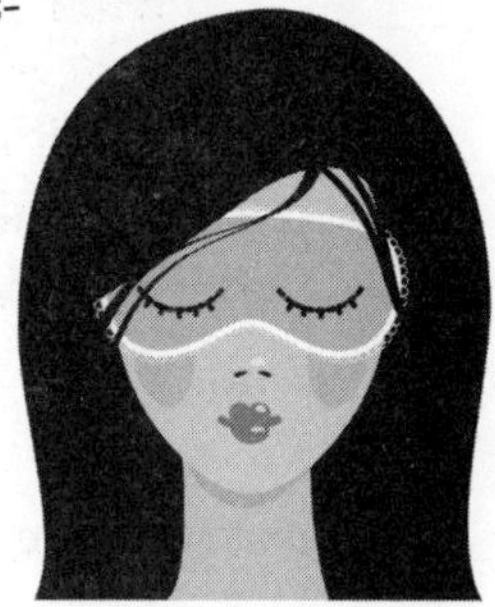

Étape 3 : Je me motive

Débuter une nouvelle activité peut être intimidant. La bonne nouvelle avec le yoga, c'est qu'il n'y a pas de jugement : le yoga, c'est pour tout le monde, à n'importe quel âge, dans n'importe quelle forme physique. Et puis de toute façon, dans les cours de yoga, on a les yeux fermés…

3 manières de me motiver à aller en cours

❶ Le plaisir

Aimer ce qu'on fait est la principale source de motivation. Je fais du yoga pour me faire plaisir, c'est là l'essentiel.

❷ Se fixer un objectif… et le tenir

Qu'est-ce que je cherche en faisant du yoga ? Est-ce que je veux me relaxer ? Maigrir ? Me sentir mieux dans ma peau ? Être plus souple ? Me muscler ? Formuler 1 ou 2 objectifs clairs permet de se motiver à retourner en cours. Les objectifs peuvent évoluer, changer au fil des mois, au fur et à mesure que vous progressez. Utilisez là encore votre petit carnet de route du

yoga pour savoir où vous en êtes ! Voyez au fil des semaines et des mois si vos objectifs ont changé.

❸ Ne pas trop se poser de questions… et s'y mettre !

« Si je vais au yoga à 18 heures, ça veut dire que je dois sortir à telle heure du boulot, il ne faut que j'oublie mon sac, et il faut absolument que je prenne mon déo ; après, je dois me dépêcher pour rejoindre mes amis à la soirée… » C'est tellement facile de se lancer dans des petites histoires mentales, elles sont interminables – et souvent sans grand intérêt. Cette agitation mentale est précisément ce qu'on vise à neutraliser par la pratique du yoga. Pour me motiver à aller en cours, je n'y pense pas vraiment, j'y vais, et puis c'est tout !

Étape 4 : J'assiste à mon premier cours !

Comment se passe un cours ?

En fonction des styles et des professeurs, une séance de yoga peut varier d'un cours à l'autre, mais elle s'organise souvent de la sorte :

- Une **relaxation** en début de cours : c'est le moment de se poser sur son tapis, de calmer le jeu, de prendre le temps de faire une coupure dans la journée. Se dire : « Ça y est, j'ai une heure de yoga rien que pour moi. »
- Des **échauffements** : le rythme commence à s'accélérer, cette phase passe souvent par des salutations au soleil, l'échauffement du yoga par excellence.
- Diverses **postures** qui peuvent varier à chaque cours, et qui seront à adapter selon votre niveau d'énergie, au jour le jour.
- Les **étirements** : vers la fin du cours, le rythme se ralentit, on revient souvent sur le dos ou assis pour s'étirer.
- **Relaxation** finale, voire **méditation** pour terminer.

_Om_ et _namaste_

Certains cours commencent et se terminent par le son « *om* » (parfois écrit « *aum* ») que le professeur et les élèvent chantent ensemble. Ce son résonne dans la gorge et le haut du corps, et procure un effet apaisant. Le sens du son « *om* » est riche de symboles et d'interprétations, on peut le voir aussi tout simplement comme une façon de se mettre à l'unisson du groupe : on est seul sur son tapis et pourtant au beau milieu d'un cours avec d'autres personnes, que l'on soit 4 ou 50 dans la salle. Certains professeurs terminent le cours par une intention, un message positif, et parfois disent un *shanti* (qui signifie « paix » en sanskrit), ou *namaste* (« je te salue » en sanskrit).

Étape 5 : J'y retourne !

Le premier cours de yoga peut être impressionnant, intriguant voire parfois décevant. Il peut y avoir plusieurs raison à cela :

- J'étais au fond de la classe et tout le monde était nettement plus doué que moi, le prof ne m'a pas remarqué, je n'y arriverai jamais !

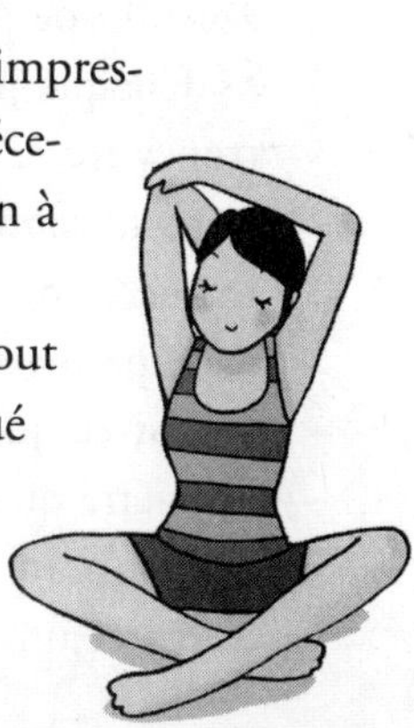

- J'ai eu des tonnes de courbatures pendant les trois jours qui ont suivi.
- Je n'ai rien compris, il y avait des mots en sanskrit, ça allait trop vite…
- J'ai trouvé ça dur de me relaxer, je pensais à plein de choses et, en sortant, je ne me suis pas senti mieux qu'avant.

Mes conseils :

- **Ne vous découragez pas** ! Vous avez déjà fait beaucoup en allant à un premier cours. Vous avez franchi un premier cap.
- **Le yoga prend du temps,** les effets se diffusent lentement, ça ne va pas changer immédiatement.
- **Le yoga peut parfois sembler « bizarre » et un peu ésotérique.** Il faut se prêter au jeu, c'est un nouvel univers, et parfois en chantant « ommm » la première fois, on a juste envie de rigoler, mais acceptez de partir à la découverte de l'inconnu !
- **Chaque jour est différent,** ne vous jugez pas trop vite, et ne vous blâmez pas d'être « nul ». Vous ressentirez sans doute le cours suivant de manière totalement différente. Parfois, ce n'est juste pas le bon moment.
- **Est-ce que vous êtes allé dans le bon cours ?** Peut-être que le style n'était pas adapté, ou que ça pourrait mieux coller avec un autre prof. Retentez un cours différent !

CHAPITRE 3

Le B.A.-ba en 3 mots-clés : posture, respiration, méditation

Dans ce chapitre, on explore trois composantes majeures dans l'univers du yoga : les postures, la respiration et la méditation. On déroule son tapis et c'est parti !

Quelques conseils pour bien pratiquer en toute occasion

J'essaie de suivre cette liste de conseils à chaque fois que je déroule mon tapis de yoga, afin de profiter au mieux de la séance, en toute sécurité :

- Respirer.
- Apprécier la lenteur.

- Être doux avec moi-même – le yoga ne doit jamais faire mal.
- Profiter du groupe, sans me disperser. Faire du yoga en groupe, c'est motivant. Mais attention à ne pas prendre le yoga comme une compétition, en se comparant aux autres élèves ou au professeur. Attention aussi à ne pas se laisser distraire si mes voisins de tapis sont bruyants.
- Adapter ma pratique à mon état du jour. Si je suis en superforme, ou si au contraire j'ai mal dormi, c'est à moi de savoir si je peux aller plus loin ou si je dois m'arrêter.
- Ne pas me mettre en mode automatique, rester présent, conscient, entier.
- Avoir confiance en moi. Au lieu de me dire: «Je n'y arriverai pas» ou «C'est trop dur pour moi», je me laisse surprendre, j'essaie. Parfois, ça ne marche pas, mais je me dis simplement que ce n'était pas pour aujourd'hui.
- Revenir la fois d'après. Pour ressentir vraiment les effets du yoga, la régularité dans la pratique est indispensable.

Et si je veux faire du yoga à la maison?

Pratiquer en cours a de nombreux avantages: un professeur est là pour me guider et m'aider; je profite de l'énergie et de la dynamique du groupe;

je sors de chez moi pour faire une activité qui me plaît et rencontrer d'autres personnes... Mais parfois, diverses raisons peuvent nous amener à préférer pratiquer seul ou en petit groupe à la maison. **Pourquoi faire du yoga à la maison?**

- C'est pratique! Je n'ai pas toujours envie de prendre la voiture ou les transports en commun pour me déplacer jusqu'au studio.
- C'est gratuit!
- C'est parfaitement adapté à ce que je veux! Je choisis l'horaire, et je vais à mon propre rythme. Je peux aussi travailler certaines postures vues en cours auparavant.

Quelques conseils pour y arriver:

- Aménagez un petit espace chez vous: choisissez un endroit que vous aimez bien, qui soit calme, sans horloge qui fasse tic-tac ni lumières d'appareils électroniques qui clignotent. Trouvez un endroit qui ne vous oblige pas à déplacer plusieurs meubles: il faut que ce soit pratique, sinon vous serez vite découragé.
- Trouvez un créneau qui vous convienne, tous les jours. Même si c'est seulement pour 10 minutes,

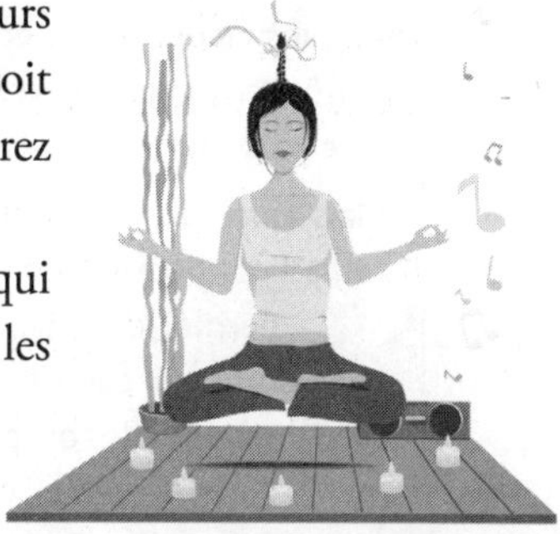

c'est déjà bien. Mieux vaut un peu chaque jour qu'une longue séquence longue tous les quinze jours. Prenez rendez-vous avec vous-même !

- Réglez un minuteur ou un réveil. C'est la meilleure façon de profiter de la séance sans être focalisé sur l'heure qui tourne.
- Mettez de la musique, qu'elle soit relaxante ou super-dynamique ! c'est selon vos goûts.
- Osez, en toute sécurité. On s'empêche souvent de pratiquer à la maison de peur de mal faire. Mon seul conseil dans ce cas est de faire attention à ne pas se blesser, et donc penser à bien s'écouter. Installez des coussins un peu partout si vous avez peur de tomber !

Pourquoi rester longtemps dans certaines postures ?

Certains cours de yoga se composent d'à peine quelques postures, qui sont tenues pendant un bon moment. On ne compte pas en minutes, mais plutôt en nombre de respirations, qui peuvent donc être plus ou moins longues et adaptées à chacun.

Mais quel est l'intérêt de maintenir aussi longtemps ces postures ?

- Ça permet d'améliorer la souplesse et la force. En restant un certain temps dans certaines postures, même celles qui peuvent sembler basiques, le

→

corps s'habitue à la pose et les muscles peuvent travailler à se renforcer ou s'assouplir.

- Ça permet d'expérimenter diverses émotions, qui peuvent aller du contentement à la joie, en passant même parfois par l'exaspération ou la colère. Pourquoi est-ce que ça m'énerve de ne pas pouvoir faire le grand écart ou de rester longtemps en équilibre ? Si on va trop vite quand on pratique le yoga, on n'a pas le temps d'observer son mental, on ne fait que bouger sans réfléchir.

Mes 5 séquences de yoga thématiques

Le yoga comprend des milliers de postures, ou asana en sanskrit, qui permettent de mettre le corps et le mental en mouvement et de les éveiller avec sérénité, grâce et dans le respect de leur équilibre mutuel.

Je vous propose 5 séquences de postures qui pourront vous convenir à divers moments de la journée, dans diverses situations et en réponse à diverses émotions ou ressentis physiques. Reproduisez les petits schémas dans votre carnet de route, ajoutez vos propres remarques, vos modifications pour vous les approprier vraiment.

❶ Un matin tout en douceur

Durée : de 15 à 20 minutes.

Intention de la séquence : le matin, le corps n'est pas très souple, on peut avoir mal dormi, avoir mal au dos et être encore tout embrumé. Pour certaines personnes au contraire, le matin est synonyme d'énergie ! Cette séquence qui enchaîne 10 postures vise à réveiller le corps. Déroulez le tapis au pied du lit, encore en pyjama, et lancez-vous dans cette séquence matinale de yoga !

Mon enchaînement du matin

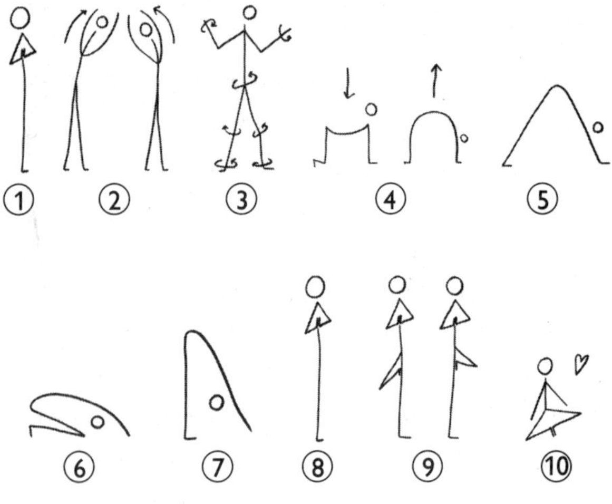

Posture 1 : la montagne, trouvez l'immobilité et la stabilité. Commencez debout ! Fermez les yeux. Le matin est le moment parfait pour se reconnecter avec son corps, ses sensations physiques, mais aussi son cœur et ses émotions. Les pieds sont bien ancrés dans le sol, les orteils détendus. Les paumes des mains sont ouvertes vers l'avant de la pièce. Puis joignez lentement les mains en prière à la poitrine.

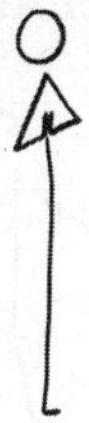

Posture 2 : debout, étirez les côtés du corps. Levez les bras, allongez-les vers le ciel, les doigts étirés, le cou relaxé. Avec les bras toujours en l'air, agrippez le poignet gauche avec la main droite, et étirez-vous vers la droite, puis revenez au milieu, agrippez le poignet droit avec la main gauche et penchez-vous vers la gauche. Gardez les yeux fermés ainsi qu'une respiration constante et calme pendant toute la durée de l'étirement.

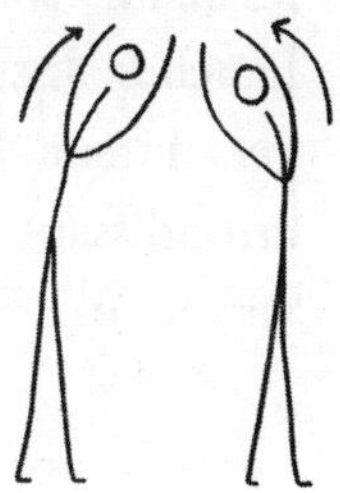

Posture 3 : debout, activez toutes les articulations. Toujours debout, on va réveiller les articulations : faites tourner une cheville, puis l'autre. Puis faites tourner vos genoux sur eux-mêmes ; puis, les mains sur les hanches, faites des cercles, dans un sens puis l'autre. Relâchez tout. Faites des cercles avec vos bras : les épaules tournent dans un sens, puis dans l'autre. Faites ensuite des tours avec les poignets, puis les coudes. Relâchez, puis faites des cercles avec le cou, lentement, dans un sens, puis l'autre. À la fin de cette mise en mouvement de toutes les articulations, prenez une longue inspiration par le nez, ouvrez la bouche et expirez tout l'air contenu dans vos poumons.

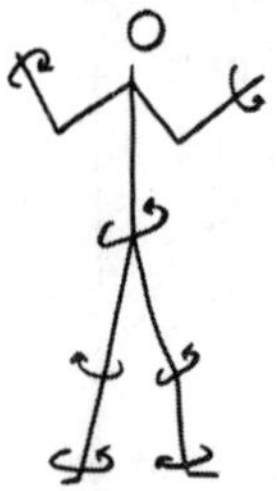

Posture 4 : la vache et le chat, étirez la colonne vertébrale. Placez-vous à quatre pattes, les mains sous les épaules, les genoux sous les hanches. Inspirez et creusez le dos (le nombril vers le sol, le menton levé), puis expirez en arrondissant le dos (le cou est détendu, la tête vers le sol). Fermez les yeux et faites 5 cycles de dos creux/dos rond associés avec la respiration. Quand vous avez terminé, trouvez une position neutre de la colonne vertébrale.

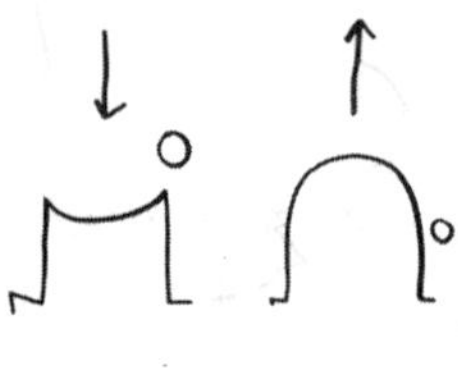

Posture 5 : le chien la tête en bas, tonifiez tout le corps. À la prochaine expiration, venez dans la posture du chien la tête en bas (ou V inversé) : depuis la posture à quatre pattes, tendez les bras, levez le bassin vers le haut et vers l'arrière, et tendez les jambes (cette posture s'appelle aussi le V inversé, car c'est la forme que prend votre corps). C'est le premier chien la tête en bas de la journée ; pliez les genoux, pédalez lentement avec les pieds, puis stabilisez la posture (vous pouvez garder les genoux pliés) et prenez 5 respirations.

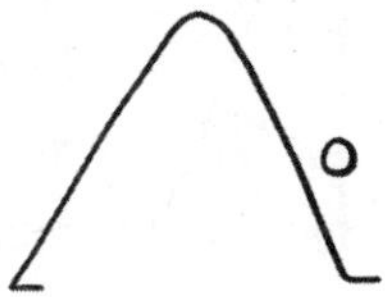

Bon à savoir

Cette posture est parfaite pour le renforcement des épaules et l'assouplissement de l'arrière des jambes. Ça peut sembler inconfortable quand on débute, mais petit à petit, cette posture devient une véritable posture de repos et de relâchement des tensions !

Posture 6 : la posture de l'enfant, reposez-vous. Pliez les genoux et déposez-les sur le sol, asseyez-vous sur les talons, baissez le buste pour le faire reposer sur

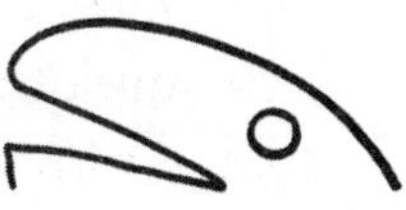

les cuisses : posture de l'enfant. Les bras peuvent être devant vous ou le long du corps. Respirez, détendez les muscles du visage et sentez la colonne vertébrale s'allonger.

Posture 7 : la flexion avant, allongez l'arrière des jambes. Relevez-vous, et une fois debout,

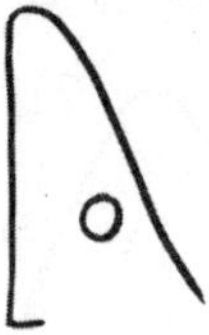

étirez les bras vers le ciel puis penchez-vous vers l'avant jusqu'à ce que les mains touchent le sol. Les muscles de l'arrière de vos jambes vont sûrement se faire sentir ! **Si les mains ne touchent pas par terre :**

- Pliez les genoux.
- Aidez-vous de deux blocs (mettez-les sous les mains) ou placez les mains sur vos tibias.
- Autre option : vous pouvez tenir vos coudes (main droite tenant le coude gauche et main gauche tenant le coude droit) et vous laissez pendre vers l'avant, et même vous balancer doucement d'un côté puis de l'autre.

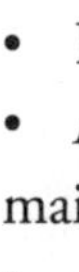

Posture 8 : la montagne, stabilisez. Revenez dans la posture debout, la même qu'au début de la séquence. C'est la même posture, mais vous avez sans doute changé : ressentez ce qui a bougé en vous, prenez quelques respirations longues et calmes.

Posture 9 : l'arbre, défiez votre équilibre. Debout sur le tapis, basculez le poids du corps vers la jambe gauche, puis lentement, soulevez la jambe droite. Placez la plante du pied droit à l'intérieur du mollet gauche, ou si vous êtes à l'aise, à l'intérieur de la cuisse gauche. Le genou droit pointe vers le côté droit, et non vers l'avant. Mettez les mains en prière à la poitrine, respirez, et quand vous êtes à l'aise, levez les bras vers le ciel. Respirez, puis lentement, laissez redescendre vos mains et reposez le pied droit sur le sol. Faites la même chose de l'autre côté : basculez le poids du corps vers la jambe droite et placez la plante du pied gauche sur l'intérieur du mollet droit ou de la cuisse droite.

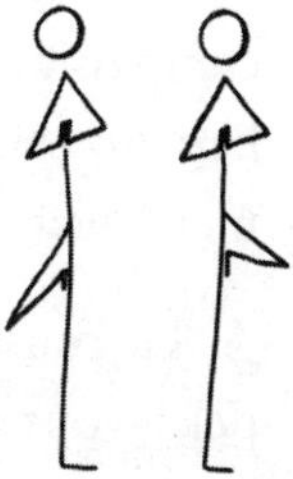

Le conseil en + : Pour vous aider à trouver l'équilibre, levez le menton et choisissez un point fixe devant vous. Immobiliser votre regard tout en douceur vous aidera à trouver et maintenir l'équilibre !
Autre conseil si c'est trop facile : fermez les yeux !

Posture 10 : quelques minutes de méditation. Asseyez-vous confortablement, redressez la colonne vertébrale pour qu'elle s'étire vers le ciel

– on a parfois tendance à arrondir le bas du dos : pour éviter cela, glissez un bloc ou quelques couvertures sous vos fesses. Fermez les yeux et portez les mains en prière à la poitrine ou gardez-les sur les cuisses. Prenez une lente et profonde inspiration, puis ouvrez la bouche et expirez.

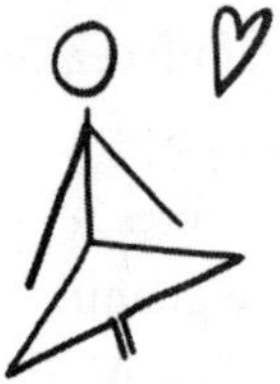

Choisir une intention : vous pouvez choisir une intention pour votre journée ; quelle couleur ou sentiment voulez-vous lui donner – amour, compassion, patience, sourire, joie, tendresse, lenteur, etc. ? Respirez quelques minutes doucement, scannez votre corps mentalement, souriez.

Le conseil en + : Au fil de la journée, rappelez-vous quelle était votre intention du matin !

❷ Gestion du stress, être présent ici et maintenant

Durée : de 15 à 20 minutes.

Intention de la séquence : quand je suis stressée, faire des postures calmes de yoga n'est pas forcément la meilleure idée. Forcer mon corps à l'immobilité alors que j'ai mille choses en tête, pas question ! Cette séquence vise à donner suffisamment de « défi » physique pour satisfaire le corps, tout en calmant progressivement l'esprit.

Mon enchaînement spécial « gestion du stress »

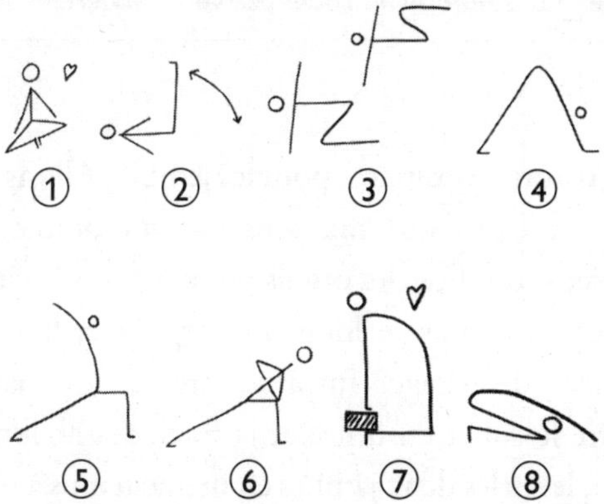

Posture 1 : regroupez-vous, en étant assis. Commencez assis, la colonne vertébrale étirée, les mains sur les cuisses, scannez lentement tout le corps de bas en haut. Relevez là où il y a des tensions et relâchez les endroits du corps qui peuvent s'adoucir – les traits du visage, la mâchoire, les épaules. Placez les mains en prière à la poitrine, respirez : une inspiration lente par le nez, une longue expiration par la bouche.

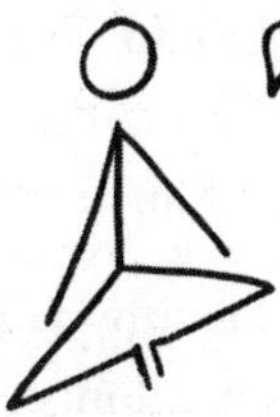

Comment s'asseoir confortablement ?

- Vous pouvez vous asseoir sur une chaise.
- Vous pouvez glisser un bloc ou des couvertures sous vos fesses (le coccyx plus précisément) pour que le bas du dos ne roule pas vers l'arrière.

Posture 2 : exercices pour les jambes. Allongez-vous sur le dos, les jambes sont actives : pour cela, les pieds sont flex (les orteils pointent vers le ciel). Placez les mains le long du corps, relâchez les muscles du visage. Inspirez, pressez les mains contre le sol et en utilisant la force des abdominaux, levez les deux jambes en même temps à 90°. Expirez (toujours par le nez) et descendez lentement les jambes ; dès que les talons touchent le sol, remontez. Recommencez cet exercice 5 à 10 fois, en allant de plus en plus lentement.

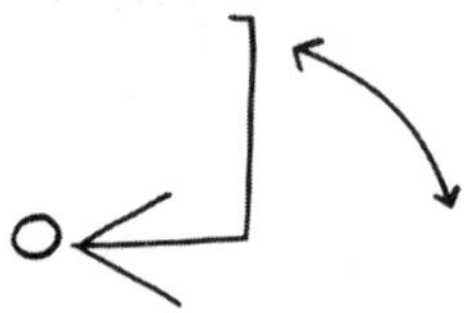

Le conseil en + : Gardez un visage serein pendant tout cet exercice pour envoyer un signal positif au reste du corps.

Posture 3 : soulagez le dos dans la torsion. Restez allongé, puis pliez les jambes et ramenez-les vers votre buste. Tenez vos jambes avec vos bras, comme pour leur faire un câlin. Puis étendez les bras en T sur le sol et déposez les jambes en roulant sur le côté gauche (les genoux touchent le sol, les fessiers du côté droit sont détachés du sol). Tournez la tête vers le côté droit. Vous êtes dans une torsion de la colonne vertébrale. Respirez, puis relevez les jambes vers le buste et roulez vers le côté droit, tandis que le visage se tourne vers la gauche.

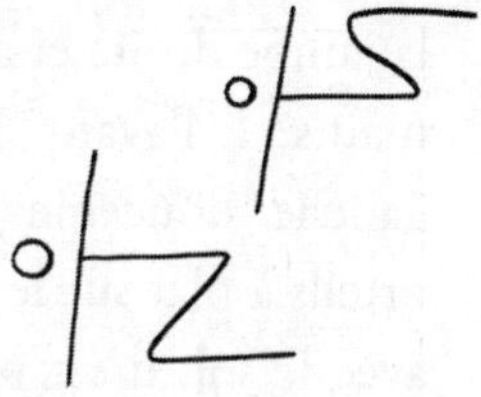

Posture 4 : étirez tout le corps dans le chien la tête en bas. Depuis la posture à quatre pattes (voir p. 68), tendez les bras, levez le bassin vers le haut et vers l'arrière, et tendez les jambes (cette posture s'appelle aussi le V inversé). Si c'est plus confortable, pliez les genoux, pédalez lentement avec les pieds, puis stabilisez la posture (vous pouvez garder les genoux pliés) et prenez 5 respirations.

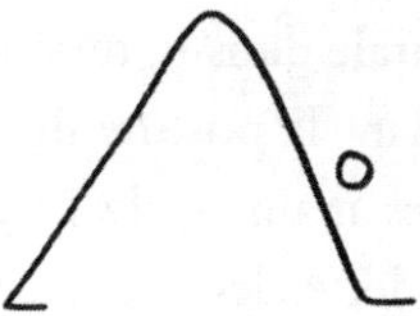

Posture 5 : allongez les côtés du corps dans le croissant. Depuis le chien la tête en bas, pliez la jambe droite et amenez le pied droit entre les mains, à l'avant du tapis. Déposez le genou gauche doucement sur le sol, retournez les orteils à plat sur le sol. Le genou avant est à 90° avec le sol, il est placé au-dessus de la cheville. Étirez la poitrine vers l'avant, puis levez les bras vers le ciel. Étirez-vous vers le ciel, tandis que les jambes restent bien ancrées dans le sol. Respirez sur 3 à 5 respirations, puis retournez dans la posture du chien la tête en bas, placez le pied gauche entre vos mains et recommencez.

Pour aller plus loin : Si vous êtes à l'aise dans le croissant, vous pouvez retourner les orteils, soulever la jambe et la tendre. C'est la même posture, mais avec la jambe arrière levée et tendue.

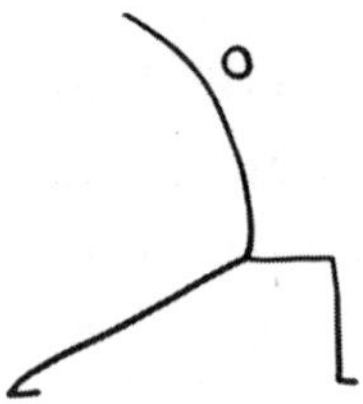

Posture 6 : activez toute la colonne vertébrale dans la torsion dans le croissant. Revenez dans la posture du croissant, le pied droit entre les mains et la jambe gauche étendue derrière. Mettez les mains en prière à la poitrine, levez le buste vers l'avant puis vers le côté droit et coincez le coude gauche à l'extérieur de la cuisse droite. Tournez votre

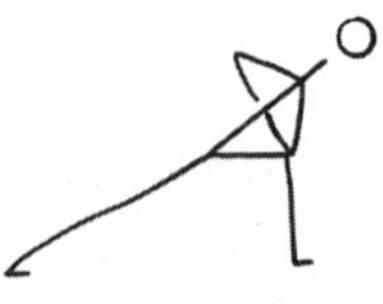

buste vers la droite. Respirez dans cette torsion : à chaque inspiration, étendez la colonne vertébrale, et à chaque expiration tournez un peu plus. Après quelques respirations, relâchez, retournez dans la posture initiale du croissant, puis recommencez la même chose de l'autre côté avec la jambe gauche vers l'avant.

Posture 7 : ouvrez l'avant du corps dans le chameau. C'est une posture de flexion arrière dans laquelle tout le buste est ouvert. Cette pose demande beaucoup de lâcher-prise ! À genoux sur le sol, les orteils retournés vers le sol, les tibias parallèles l'un par rapport à l'autre, les cuisses perpendiculaires au sol, les hanches au-dessus des genoux, inspirez, puis roulez les épaules vers l'arrière, levez la poitrine vers le ciel puis vers l'arrière, penchez-vous vers l'arrière, et attrapez vos talons. Respirez dans le chameau. Sortez de la pose en appuyant les mains contre les chevilles et en engageant les abdominaux. Pour réussir cette posture et éviter les erreurs communes :

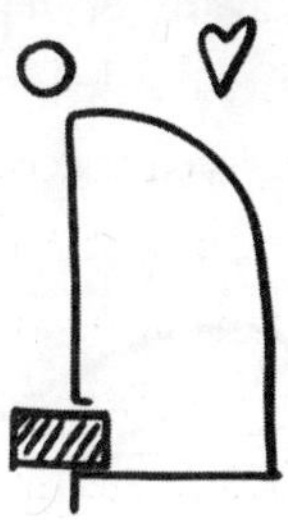

- Si c'est la première fois que vous essayez cette posture du chameau, commencez par garder les mains sur les hanches et penchez-vous vers l'arrière. Vous pouvez aussi placer un bloc de chaque côté de vos talons pour atteindre le sol plus facilement (comme sur l'illustration).

• Les cuisses restent perpendiculaires au sol, comme si elles étaient collées contre un mur face à vous.

• Les genoux sont sous les hanches, et restent aimantés pendant toute la durée de la posture; placez un bloc entre les cuisses et pressez-le pour garder la même distance.

Contre-indication: À éviter si vous avez des douleurs dans le bas du dos.

Posture 8: reposez-vous dans la posture de l'enfant. Terminez cette séquence par la posture de l'enfant. Les genoux pliés posés au sol, asseyez-vous sur les talons, le torse se penche vers l'avant et repose sur les cuisses, les bras sont étendus le long du corps ou devant vous. Fermez les yeux, écoutez votre respiration, sentez votre ventre contre vos cuisses. Lâchez prise, reposez-vous, relâchez les tensions du visage.

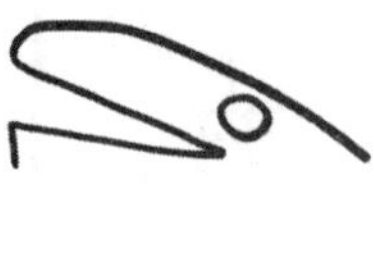

Votre mini-yoga au fil de la journée

Réglez une alarme sur votre téléphone tous les jours entre 13 heures et 14 heures : c'est votre rappel quotidien pour vous détendre les traits du visage et les épaules.

3 Trouver son équilibre

Durée : de 10 à 15 minutes.

Intention de la séquence : l'équilibre donne de la fluidité et de la grâce aux mouvements, dans le yoga et dans la vie de tous les jours. On peut travailler son équilibre dans des postures spécifiques qui, justement, mettent en péril l'équilibre, et on peut aussi l'exercer dans n'importe quel mouvement en travaillant sa légèreté.

Mon enchaînement spécial équilibre

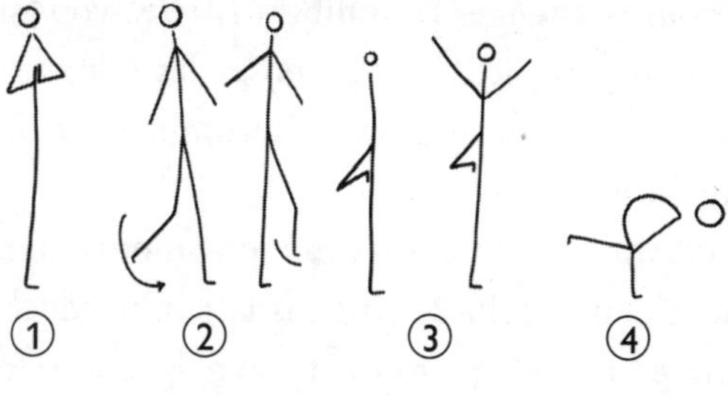

Posture 1 : trouvez l'immobilité et la stabilité dans la posture de la montagne. Commencez debout, les pieds sont bien ancrés dans le sol, les orteils détendus. Les paumes des mains sont ouvertes vers l'avant de la pièce. Puis amenez les mains en prière à la poitrine. Restez dans cette immobilité pendant quelques respirations : c'est le moment de scanner votre corps. Quels muscles sont engagés ? Quels muscles peuvent être relâchés ?

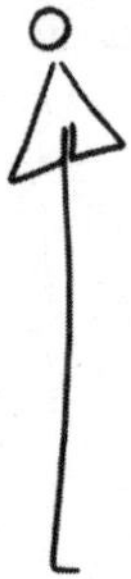

Bon à savoir

Dans la posture de la montagne, les jambes sont solides, les fesses sont détendues, le ventre est engagé, les épaules sont roulées vers l'arrière, les bras sont tendus et les doigts écartés, la tête s'allonge vers le ciel, le visage est relaxé.

Pour challenger l'équilibre : Mettez-vous sur la pointe des pieds, puis reposez les talons sur le sol et soulevez les orteils. Recommencez plusieurs fois.

Posture 2 : mettez-vous en mouvement. Placez le poids du corps dans la jambe gauche, soulevez la jambe droite et tapez la pointe du pied droit vers l'avant, puis tapez le talon droit vers l'arrière (vous pouvez plier les genoux). Faites des demi-cercles avec une jambe soulevée – vous pouvez bouger les hanches et les bras pour vous y aider. Soyez souple et léger. Après quelques respirations, reposez le pied droit, basculez le poids du corps du côté droit, soulevez le pied gauche, et recommencez : tapez la pointe du pied gauche vers l'avant, puis le talon gauche vers l'arrière, etc.

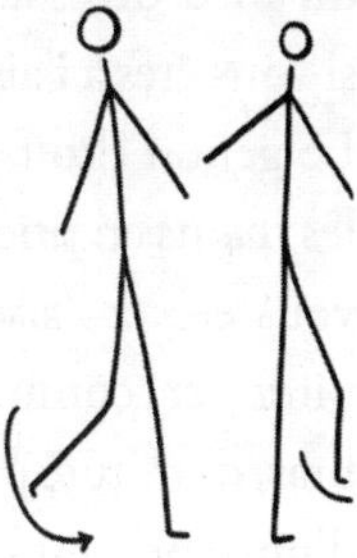

Le conseil en + : On a parfois tendance à retenir sa respiration quand l'équilibre est menacé. Prenez soin de respirer en continu pendant toute la durée de cet exercice.

C'est du yoga ?

Cet exercice n'a pas vraiment d'alignement strict : il n'y a pas de façon officielle de le faire, ce sont juste des mouvements amusants qui challengent l'équilibre. Le yoga, c'est le mouvement !

Posture 3 : trouvez votre équilibre avec l'arbre, et l'arbre qui danse. Debout sur le tapis, basculez le poids du corps vers la jambe gauche, puis lentement soulevez la jambe droite. Place la plante du pied droit à l'intérieur du mollet gauche, ou si vous êtes à l'aise à l'intérieur de la cuisse gauche. Le genou droit pointe vers le côté droit. Mettez les mains en prière à la poitrine, respirez, et quand vous êtes à l'aise, levez les bras vers le ciel. Respirez, et commencez à bouger doucement les bras, d'un côté puis de l'autre, comme les branches d'un arbre qui bougent au gré du vent. Puis lentement, reposez le pied droit sur le sol. Faites la même chose de l'autre côté : basculez le poids du corps du côté droit et placez la plante du pied gauche sur l'intérieur du mollet droit ou de la cuisse droite.

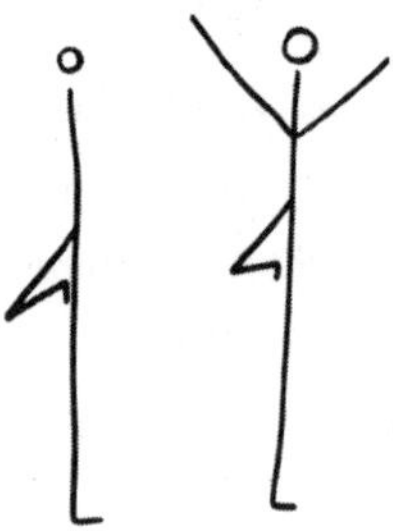

Le conseil en + : Pour vous aider à trouver l'équilibre, levez le menton et choisissez un point fixe devant vous. Immobiliser le regard vous aidera à trouver et maintenir votre équilibre !

Posture 4 : osez vous « percher » dans la posture du corbeau. Retrouvez une âme d'enfant en faisant cette posture : on se balance sur les mains en prenant l'allure d'un corbeau perché sur son fil. Accroupissez-vous, posez les mains par terre : elles sont bien à plat et placées sous les épaules. Pliez les coudes, pliez les genoux et placez les genoux sur les avant-bras, presque au creux des aisselles (aussi haut que possible). Penchez-vous vers l'avant, engagez les abdominaux, gardez le haut de la colonne vertébrale bien allongée et commencez à soulever un pied du sol, puis l'autre. Jouez avec ce mouvement pendant un moment : essayez de soulever les deux pieds en même temps et de garder l'équilibre.

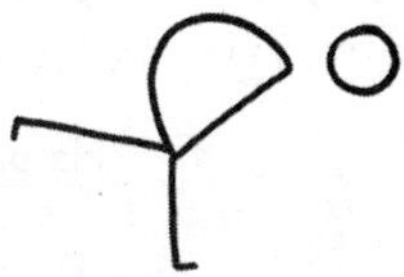

Le conseil en + : Le regard va vers l'avant. Si vous avez peur de tomber en avant, placez un coussin. Si vous tombez, c'est juste le signe que vous osez : vous êtes sur la bonne voie !

4 Pause yoga pendant la journée de travail

Durée : de 5 à 10 minutes.

Intention de la séquence : assis sur une chaise pendant les heures de travail, on a tendance à répéter certains mouvements et à se créer des tensions dans le bas du dos, dans le cou ou dans les épaules. Le visage, lui aussi, est souvent tendu : les lèvres pincées, les sourcils froncés, la mâchoire contractée. Cette séquence se fait assis sur une chaise : prenez quelques minutes pour vous relaxer !

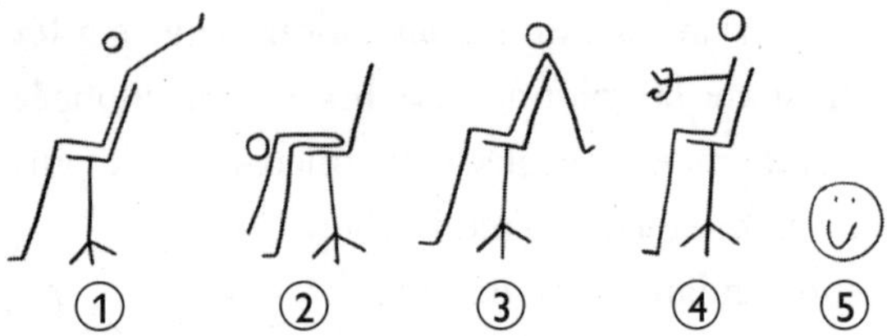

Ma pause yoga au travail

Pendant toute la durée de cette séquence, restez assis sur votre chaise.

Posture 1 : étirement des bras. Entrelacez les doigts et tendez les bras vers le ciel ; étirez-vous :

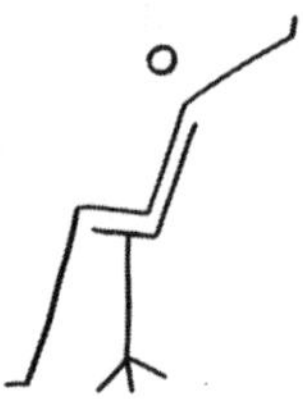

créez de l'espace entre le cou et les oreilles. Respirez, puis penchez-vous vers la droite, revenez au milieu, et penchez-vous vers la gauche. Relâchez les bras, tournez doucement la tête vers la droite, puis vers la gauche.

Posture 2 : étirement de la colonne vertébrale. Penchez-vous vers l'avant, les genoux légèrement écartés ; faites reposer votre buste sur l'intérieur de vos cuisses. Les mains reposent par terre (ou en direction du sol si elles ne le touchent pas), le cou est détendu, la tête tombe entre les jambes. Prenez 5 respirations complètes (inspiration et expiration). Sentez le cou qui s'allonge, les tensions dans les épaules qui se dissipent. Respirez sur les côtés.

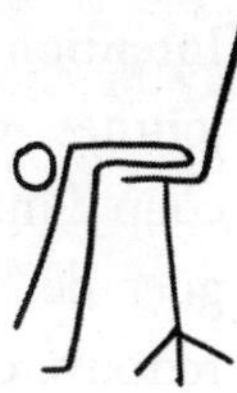

Posture 3 : relâchement des épaules. Assis, le dos étiré, roulez les épaules et les bras vers l'arrière, et penchez le cou vers l'arrière. Gardez les yeux fermés et respirez. Sentez la poitrine ouverte et libre.

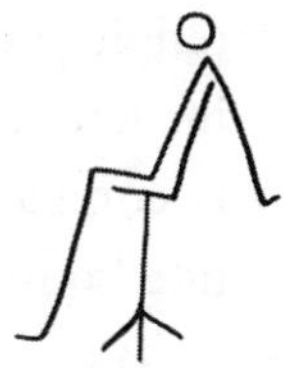

Posture 4 : relâchement des poignets. Revenez à la posture initiale. Faites tourner vos poignets dans un sens, puis dans l'autre. Écartez les doigts, serrez les poings, puis relâchez.

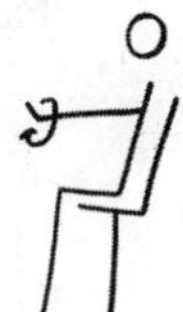

Posture 5 : relâchement des muscles du visage. Posez les mains sur les cuisses, fermez les yeux, détendez la mâchoire inférieure, l'espace entre les sourcils. Respirez ainsi pendant quelques instants. Souriez !

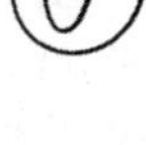

❺ Se préparer à dormir

Durée : 20 minutes.

Matériel : couvertures ; petit coussin pour les yeux.

Intention de la séquence : c'est la fin de la journée, vous avez sans doute engrangé beaucoup d'informations. C'est le moment de s'éloigner de toutes ces préoccupations – vous les retrouverez bien assez vite demain matin. Cette séquence propose des mouvements doux, un retrait progressif des sens et des postures qui incitent au repli vers l'intériorité, en favorisant la compassion et l'amour de soi. Tout ça pour une bonne nuit de sommeil !

Mon enchaînement pour bien dormir

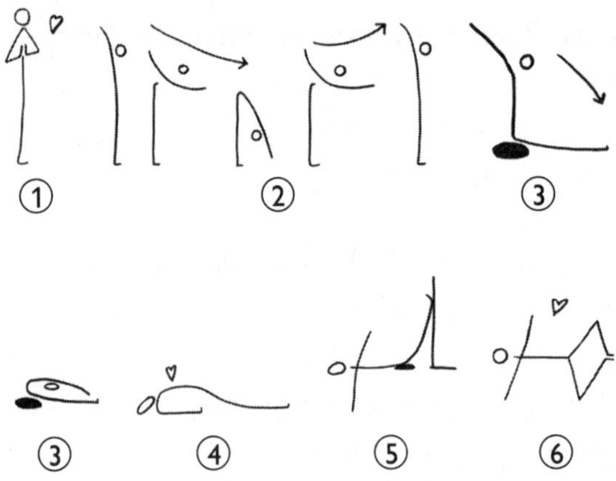

Posture 1 : recentrez-vous dans la posture de la montagne. Commencez debout, les pieds sont bien ancrés dans le sol, les orteils détendus. Les paumes des mains sont ouvertes vers l'avant. Restez dans cette immobilité pendant quelques respirations. Allongez chaque expiration : faites qu'elles durent de plus en plus longtemps. En expirant, imaginez que vous soufflez loin de vous tous vos soucis.

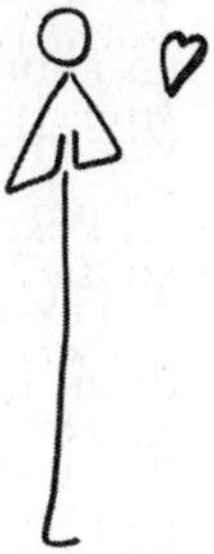

Posture 2 : quelques mouvements dans la demi-salutation au soleil. Debout, inspirez et levez les bras vers le ciel : levez le regard vers vos mains et mettez les paumes des mains en contact. Expirez, descendez ensuite les mains en prière à la poitrine et penchez l'avant du corps vers le sol. Relâchez les mains, sur les tibias ou le sol. Inspirez, appuyez sur vos mains – où qu'elles soient – et étirez la colonne vertébrale vers l'avant. Expirez et penchez-vous de nouveau vers le sol. Inspirez, pliez les genoux et remontez, vertèbre après vertèbre, levez les bras vers le

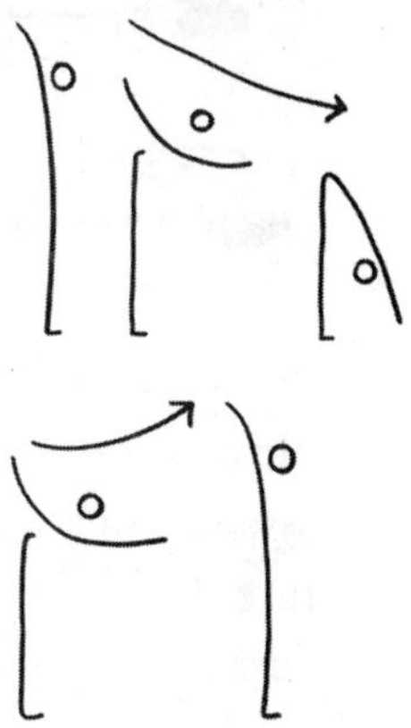

ciel, puis expirez et mettez les mains en prière à la poitrine. Recommencez plusieurs fois cette demi-salutation au soleil en fermant les yeux et en allongeant la respiration pour que les mouvements se fassent de plus en plus lentement.

Posture 3 : relaxez-vous dans la pince assise. À l'avant du tapis, asseyez-vous, le dos bien droit, les jambes étendues face à vous, les pieds flex (orteils tendus vers le ciel). Inspirez, levez les bras vers le ciel, puis expirez et penchez-vous vers l'avant. Placez vos mains à l'extérieur des mollets ou sur le côté des pieds. Pour commencer, gardez le dos droit, inspirez et expirez. Puis, au bout de quelques respirations, laissez tomber la tête vers les jambes. Cette posture peut donner l'impression de se refermer sur son cocon : on est bien dans son propre espace.

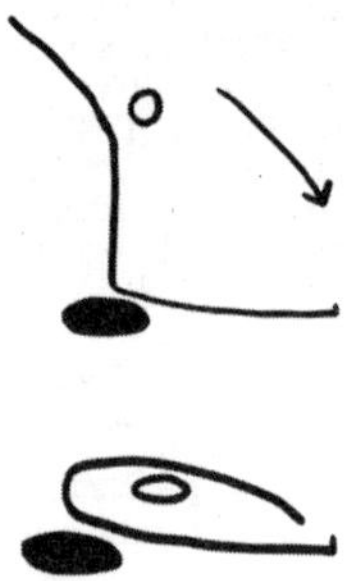

Le conseil en + : Pour être assis confortablement sans que le bas du dos ne se courbe, asseyez-vous sur un bloc ou sur des couvertures fermes. Gardez les pieds flex pendant tout l'exercice : c'est une façon d'engager les jambes, qu'elles restent bien actives. Vous pouvez plier les genoux si c'est plus confortable pour vous, mais gardez bien les pieds flex.

Posture 4 : ouvrez la poitrine et étirez les épaules dans la posture du poisson. Allongez-vous sur le dos et glissez vos bras et vos mains sous votre dos (les mains sont sous les fesses, les pouces sont crochetés l'un à l'autre). Gigotez pour y arriver, afin de faire disparaître vos coudes sous le corps. Appuyez-vous sur les avant-bras pour vous redresser et regardez vos pieds ; gardez la poitrine haute dans cette position, puis baissez la tête vers l'arrière pour faire toucher le haut du crâne sur le sol. Attention, l'appui est dans les avant-bras et les coudes, pas sur la tête. Prenez 5 à 10 respirations dans la posture du poisson, puis relâchez. Les bras sont étendus le long du corps, le corps est au repos : respirez.

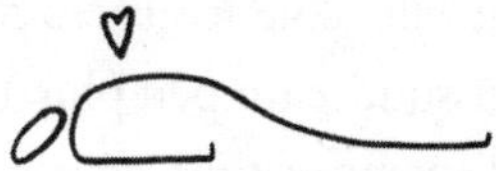

Le conseil en + : Les jambes sont relâchées et étendues dans cette posture. Vous pouvez aussi essayer cette variante : pliez les genoux et mettez les plantes de pieds en contact (vos jambes forment comme des ailes de papillon).

Posture 5 : relaxez-vous avec les jambes contre le mur. Allongez-vous près d'un mur, perpendiculaire à celui-ci. Placez vos jambes contre le mur, les pieds sont relâchés, le buste repose sur le sol, les bras sont écartés en forme de T.

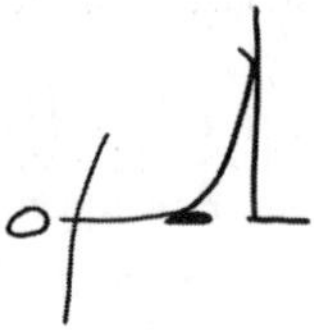

↓ **Le conseil en + :** Pour plus de confort, placez une couverture sous le bas de votre dos.

Posture 6 : un peu de méditation avant d'aller se coucher. Allongé sur le sol, pliez les jambes et joignez les plantes des pieds ensemble (vos jambes forment comme des ailes de papillon). Relaxez les muscles du visage. Les mains sont sur le ventre, laissez-les se lever et se baisser au rythme de la respiration abdominale. Relâchez les tensions, où qu'elles soient situées dans le corps. Laissez-les se dissoudre un peu plus à chaque expiration : laissez disparaître tout ce qui vous retient, tout ce qui vous empêche d'avancer. Prenez une longue et profonde inspiration par le nez, ouvrez la bouche et expirez par la bouche. Écartez les bras en T, prenez de la place.

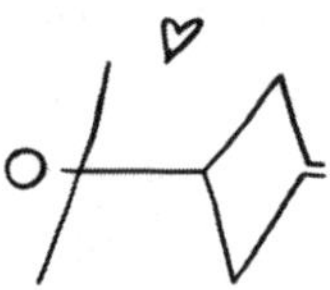

Le conseil en + : Pour plus de confort et de soutien avec les jambes écartées en papillon, vous pouvez placer des couvertures sous les genoux et sous les chevilles. Vous pouvez aussi mettre un petit coussin sur les yeux : ça cache la lumière et c'est très relaxant.

Vos devoirs du soir

Notez dans votre carnet de yoga ce pour quoi vous êtes reconnaissant, ce pour quoi ou les personnes à qui vous avez envie de dire merci. C'est votre carnet de gratitude qui vous aide à reconnaître tout ce que vous avez déjà !

Les exercices de respiration

On respire en moyenne 20 000 fois par jour. À combien de ces respirations pensez-vous au fil de la journée ? Sans doute pas beaucoup ! Aussi importante et vitale que soit la respiration, c'est finalement quelque chose qui nous est tellement spontané, tellement réflexe qu'on n'y fait plus vraiment attention, sauf peut-être quand on s'enrhume et que rien ne marche plus comme on voudrait !

Remarquez comment vous respirez au fil de la journée, dans diverses situations :

- le matin quand vous vous réveillez ;
- quand vous discutez avec quelqu'un ;
- quand vous travaillez ;
- quand vous mangez ;
- quand vous marchez dans la rue…

Comment est votre respiration ? Est-elle courte, saccadée ? ou alors calme ?

La meilleure qualité du yogi : respirer !

Ça peut paraître naturel et évident, mais en fait il y a beaucoup de situations dans la vie de tous les jours où la respiration est saccadée, voire totalement stoppée un court instant. Imaginez une situation stressante : vous devez parler en public, annoncer une mauvaise nouvelle ou passer un entretien d'embauche. Le cœur bat plus vite, les mains deviennent moites, les joues rougissent, la voix devient faible.

La plupart du temps, malgré soi, on retient sa respiration, ou au contraire on l'accélère. On est à bout de souffle, littéralement ! Et tout cela augmente la nervosité, qui rend la respiration difficile, qui augmente la nervosité, etc.

Réapprenez à respirer

Le yoga réapprend à respirer consciemment : que ce soit lors d'exercices spécifiques de respiration ou durant les postures. Il permet de retrouver un souffle constant, calme et apaisé dans des postures simples ou complexes, en mouvement ou immobile.

Ce réapprentissage de la respiration dans les cours de yoga se transpose ensuite dans la vie de tous les jours.

Prenons exemple sur mon cas. Je faisais du vélo en ville, prêtant attention aux voitures, aux piétons, à ne pas tomber. Dans une côte assez difficile, j'essayais d'accélérer, j'avais hâte d'arriver. C'était dur, je sentais que je devenais toute rouge. Me souvenant de mon cours de yoga, je me suis rendu compte que je retenais ma respiration dans cette situation compliquée. J'ai décidé de ralentir le rythme et de respirer plus lentement, en prenant de plus longues inspirations et expirations. Je sentais bien que mon cœur battait à toute vitesse, mais moi, j'allais plus lentement sur mon vélo : c'est devenu

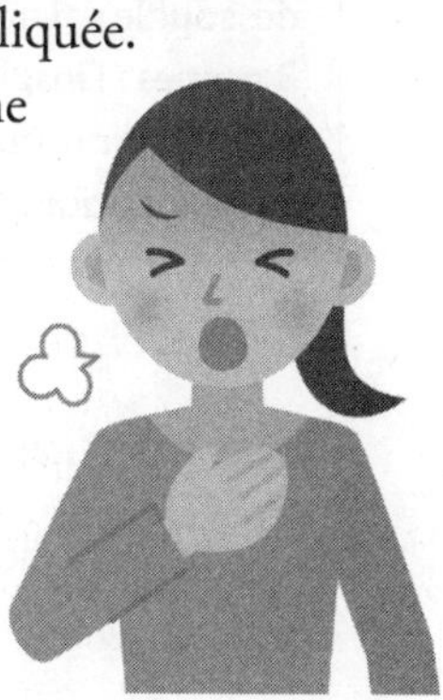

beaucoup plus simple, et j'ai retrouvé le plaisir de rouler à vélo.

Bon à savoir

Au yoga, on respire **par le nez**. Dans certains cas, on peut expirer par la bouche, comme dans un gros soupir de relâchement (c'est la « respiration du lion »). Ce gros soupir est une façon de relâcher les tensions dans la mâchoire inférieure. Mais le reste du temps, l'air passe par le nez !

Le *pranayama*

En sanskrit, cette partie du yoga liée à la respiration s'appelle le *pranayama*. *Prana* signifie « souffle », ou « énergie vitale » ; ayama signifie « extension, étirement ». *Pranayama* veut donc dire « l'extension du souffle ». La respiration est censée comporter 3 parties : l'inspiration, l'expiration, et un moment de rétention ou de suspension entre l'inspiration et l'expiration.

La respiration en mouvement

Prendre conscience de sa respiration est l'une des premières étapes dans le yoga. Une fois qu'on a appris à remarquer sa respiration, on va apprendre à la coordonner avec le mouvement.

Le chat et la vache

Avant de commencer cet exercice de respiration, remarquez, sans rien y changer, comment est votre respiration en ce moment même : est-elle rapide, saccadée ? bruyante ou légère ? Est-ce que vous avez tendance à retenir votre respiration ? Respirez-vous par la bouche ou par le nez ? Fermez les yeux et observez, sans jugement.

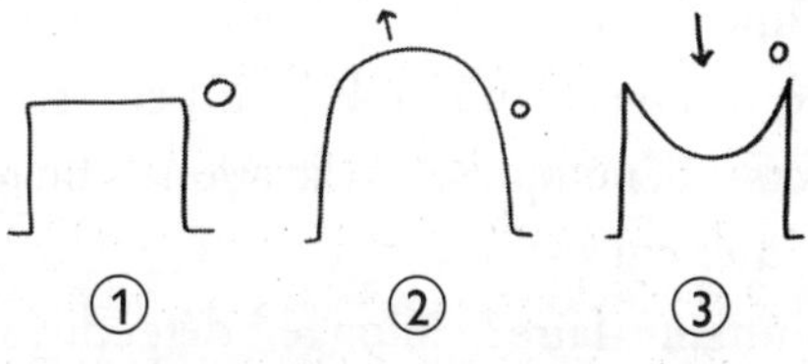

L'enchaînement du chat et de la vache

L'exercice peut commencer : mettez-vous à quatre pattes. Les genoux sous les hanches, les mains sous les épaules. Le dos est plat et le cou détendu, la tête vers le sol, ce qui crée un agréable étirement à l'arrière du cou. Expirez, et lentement, courbez le dos vers le ciel. Plus vous expirez, plus vous arrondissez le dos, le nombril est aspiré vers la colonne vertébrale. Inspirez, et comme une vague, creusez la colonne vertébrale vers la terre – la tête remonte. Continuez d'expirer et d'inspirer en faisant le dos rond puis creux. C'est à la respiration de déclencher et de diriger le mouvement. Au fur et à mesure que la colonne s'étire, allongez la durée des inspirations et des expirations.

Quelques exercices spécifiques de respiration

La respiration yogique complète

C'est une respiration profonde, comme une vague qui traverse tout le haut du corps.

Effets bénéfiques : relaxation, bien-être, calme intérieur.

Comment faire ? Allongé, détendu sur le sol, placez les mains sur le ventre : inspirez en gonflant le ventre, puis expirez en ramenant le nombril vers la colonne vertébrale. Placez ensuite les mains sur le côté du buste, là où vous sentez les côtes. Inspirez et gonflez la cage thoracique, puis expirez et, lentement, relâchez. Placez les mains près de la gorge, inspirez et sentez l'air passer dans la gorge. Associez maintenant les 3 actions : une main sur le ventre, une main sur le cœur, inspirez lentement, gonflez d'abord le bas du ventre, puis lentement la cage thoracique, les côtés de la cage thoracique, puis l'arrière des clavicules, jusqu'à ce que l'inspiration remonte à la gorge. Expirez en baissant lentement l'ensemble de la cage thoracique et du ventre.

Quand ? Idéal pour entamer une relaxation ou une méditation, ou juste avant d'aller se coucher.

Dans la vie quotidienne : Si le stress vous donne mal au ventre, la respiration yogique complète, ou une simple respiration abdominale, peut vous aider : laissez votre ventre se gonfler et se dégonfler au rythme de la respiration. Les organes internes du ventre sont massés, ils se détendent petit à petit. Quand on a mal au ventre, on a tendance à se plier en deux, à se serrer ; or, c'est l'inverse qu'il faut faire pour se détendre : créez de l'espace en respirant !

Ujjayi

C'est une respiration sonore qui résonne au fond de la gorge. *Ujjayi est souvent appelée la « respiration de l'océan » ou la « respiration victorieuse ».*

Effets bénéfiques : concentration, attention portée sur soi, retour au calme.

Comment faire ? Imaginez que vous soufflez de la buée sur un miroir, mais avec la bouche fermée, et donc par le nez. Le souffle, inspiration et expiration, est lent, et passe au fond de la gorge comme un filet d'eau.

Quand ? En bougeant pendant une séquence de postures, la respiration sonore permet de ne pas oublier de respirer.

Dans la vie quotidienne : Vous vous sentez subitement débordé, paniqué. Aucune issue ne semble possible, la situation paraît vous échapper… Arrêtez-vous. Fermez les yeux, commencez à pratiquer cette respiration sonore, *ujjayi* : elle va vous aider à reprendre vos esprits, à retrouver de la concentration. Le problème ne se résoudra pas de lui-même, mais vous serez plus calme pour l'aborder.

Anuloma viloma

C'est une respiration alternée : on respire par une narine, puis l'autre. D'ailleurs, en général, on n'en est pas forcément conscient, mais on respire en cycles, alternant une prédominance de la narine droite, puis de la narine gauche.

Effets bénéfiques : rythme et régularité de la respiration, calme intérieur.

Comment faire ? Assis confortablement, les jambes croisées, le dos droit (asseyez-vous sur un bloc pour que ce soit plus confortable et que le bas du dos ne s'arrondisse pas), les épaules sont relâchées et ouvertes vers l'arrière. Laissez la main gauche reposer sur votre genou ou votre cuisse gauche. La main droite a l'index et le majeur pliés : cette forme de doigts s'appelle le *Vishnu mudra*. Approchez la main droite de votre nez : bloquez la narine droite avec votre pouce et inspirez par la narine gauche en comptant jusqu'à 4; puis bouchez la narine gauche avec votre annulaire, débloquez la narine droite et expirez par elle sur un compte de 4; inspirez par la narine droite, toujours en comptant 4, puis bloquez-la avec le pouce, débloquez la narine gauche et expirez par elle sur 4 temps. Inspirez par la narine gauche, puis bouchez-la avec votre annulaire, débloquez la narine droite et expirez par elle, encore et toujours sur 4 temps. Continuez à respirer de cette façon alternée. Gardez les deux épaules bien décontractées. Allongez progressivement la durée des inspirations et des expirations.

Quand ? Avant une séance de méditation – à éviter en cas de rhume.

Dans la vie quotidienne : Remarquez comment est votre souffle au fil de la journée en fonction de chaque narine : est-ce que vous ressentez le souffle de la même façon pour la narine droite comme pour la narine gauche ? C'est un bon moyen de prendre conscience de votre souffle.

La relaxation et la méditation : revenir au temps présent

Le saviez-vous ? À l'origine, le but du yoga était de se préparer, grâce à toutes les postures et les différents exercices de respiration, à s'asseoir confortablement… afin de se relaxer et méditer.

Penser et ressasser

Dans le yoga, on ne vise pas à supprimer toutes les pensées. Néanmoins, l'objectif est de neutraliser le bavardage mental. Quelle est la différence ? Faites la liste des 10 pensées qui vous ont le plus souvent traversé l'esprit pendant les dernières 24 heures. Notez-les dans votre carnet de yoga. Maintenant, distinguez parmi elles celles qui font avancer les choses et qui sont nécessaires, et celles qui tournent en boucle sans raison apparente.

Exercices spécifiques de relaxation

Contraction puis relaxation

Vous êtes allongé sur le ventre, les bras le long du corps, le visage tourné d'un côté. Tendez les bras vers l'arrière, pointez les pieds. Levez le haut du corps (tout en gardant le cou détendu) et levez les jambes. Contractez les bras et les jambes, puis relâchez. Profitez sur le ventre de cette relaxation, puis recommencez une deuxième fois à tendre tout le corps, contractez fermement, puis expirez et relâchez.

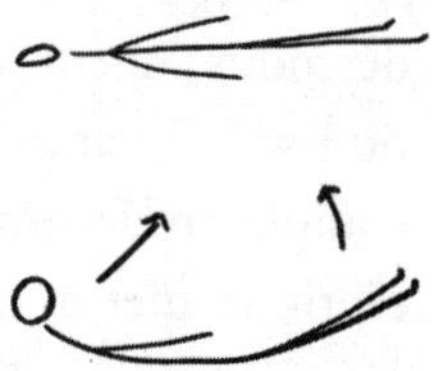

La chandelle soutenue au mur

Asseyez-vous en face d'un mur, glissez sur le dos et levez les jambes au mur. Le dos est bien à plat sur le sol (éloignez-vous du mur si ce n'est pas le cas). Les talons sont posés sur le mur, les orteils retombent mollement de chaque côté – un effort minimal est à fournir. Les bras sont étendus en forme de T de chaque côté du

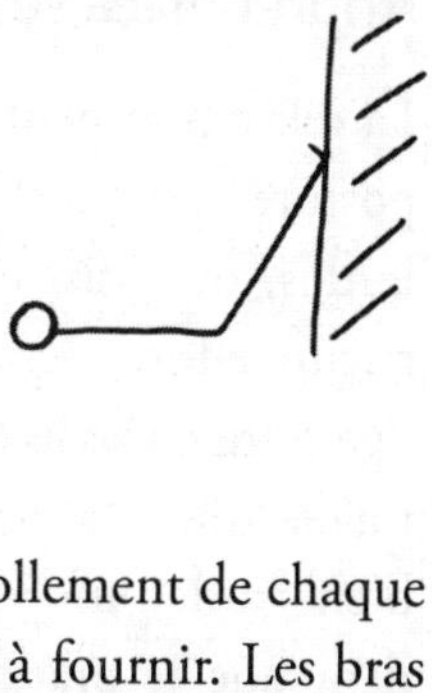

buste. Pour plus de confort, vous pouvez glisser une couverture sous la tête et la nuque. Restez dans cette posture pendant plusieurs respirations.

Savasana

C'est la posture de relaxation par excellence, celle qu'on trouve généralement à la fin de chaque cours de yoga. Allongé sur le sol, les bras et les jambes légèrement écartés, les muscles du corps détendus : aucun effort n'est requis. La respiration se fait naturellement. C'est une posture de complet relâchement, de laisser-aller. Si votre esprit se met à vagabonder, écoutez votre respiration, ressentez les sensations de votre corps, revenez ici et maintenant.

Apprendre à se relaxer en mouvement

La relaxation peut aussi intervenir entre chaque posture, en prenant un moment, étendu sur le dos, ou assis, ou en posture de l'enfant, où aucun effort n'est demandé. Apprenez à vous détendre complètement après l'effort, à trouver un endroit de sérénité : c'est pour cela que j'aime bien garder un visage calme et détendu pendant que je pratique le yoga. Quand le visage est contracté, c'est souvent le signe que quelque chose pose problème, et cela envoie un signal au reste du corps indiquant que quelque chose ne va pas bien.

Les 3 clés pour se relaxer en mouvement :

1. Bouger lentement.
2. Avoir des fondations solides : les jambes dans la plupart des postures sont bien ancrées dans le sol, tandis que le reste du corps est léger et gracieux.
3. Respirer en continu.

Les chakras

Ce sont des points, des centres d'énergie sur la ligne médiane du corps qui vont du haut du crâne jusqu'au périnée : on compte 7 chakras, et à chacun d'eux est assimilé un ensemble de symboles et de fonctions. Certains professeurs dans certains styles de yoga y font référence, et on peut se focaliser sur un chakra ou un autre pour méditer, par exemple.

La méditation

La méditation ressemble à la relaxation : les tensions du corps sont relâchées, dans une certaine immobilité. Attention, immobilité ne veut pas dire passivité : dans la méditation, je suis bel et bien éveillé, et occupé à « observer le mental ». Avant de s'y mettre, quelques petites explications sont nécessaires…

« Mais qu'est-ce que je fais sur ce tapis, au milieu de ces gens que je connais à peine ? Tout le monde a l'air si calme, dans son "intériorité", paisible. Je m'ennuie ferme, j'ai payé 20 euros pour ce cours. J'ai plein de trucs à faire, je suis crevé – tiens, je vais essayer de dormir assis, personne ne verra la différence. J'ai des fourmis dans les jambes, mais dès que je bouge, mon tapis fait un bruit d'enfer – bon allez, tant pis, je bouge. C'est long, j'ai soif. Ah, on dirait que c'est fini, la prof bouge. Ah, non. Fausse alerte. »

Ce bavardage mental vous rappelle des souvenirs ? Pour certains d'entre nous, rester calme, tranquille et immobile dans une posture de relaxation relève du challenge. Les pensées défilent à toute vitesse. Dans ces cas-là, j'aime bien me dire, afin de rester présente, que j'aurai tout le temps de retourner à cette agitation mentale après le cours. Juste pendant un moment, j'accepte cette immobilité, c'est le moment de ne rien faire. J'essaie de ne pas me gratter, de ne pas toucher mes cheveux, de ne pas soupirer,

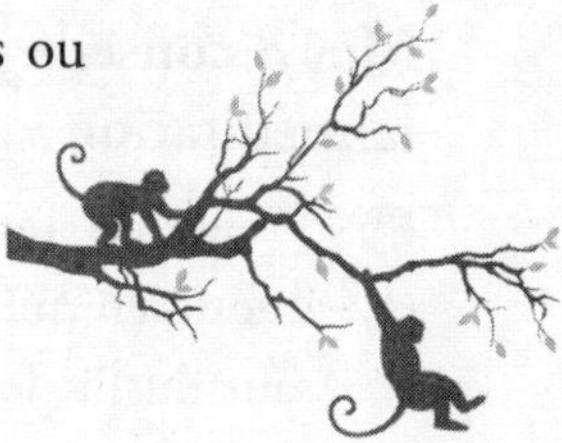

de ne pas remuer les jambes ou les mains – ou alors, si je ne peux pas résister, je le fais une bonne fois pour toutes, puis je reviens en place, calme et immobile. Comme dans tout dans le yoga, cette immobilité aura une fin et va se terminer à un moment ou à un autre, autant que j'en profite tant que je suis là.

Au yoga, l'esprit est assimilé à un singe qui saute de branche en branche : on peut choisir de le suivre, de sauter tel un petit singe d'une pensée à une autre… ou bien on peut reconnaître qu'on est en train de penser à n'importe quoi, respirer un bon coup, écouter sa respiration et lâcher prise.

Bénéfices de la méditation :

- concentration améliorée ;
- meilleure efficacité dans les tâches à effectuer au quotidien ;
- détermination accrue ;
- sensation de paix et de tranquillité ;
- compassion pour soi et pour les autres ;
- attitude plus posée et mesurée dans la vie de tous les jours.

Mes 8 conseils pour bien commencer la méditation

1. **Prenez le temps!** Choisissez un créneau quotidien qui vous convienne: le matin au saut du lit, le midi à la pause déjeuner ou bien juste avant d'aller vous coucher.
2. **Allez-y progressivement.** Commencez modestement: 5 minutes de méditation, c'est déjà beaucoup quand on débute. Si vous êtes à l'aise pour 5 minutes, augmentez à 7 ou 10 minutes, puis 15, voire 20 ou 30 minutes. Et pourquoi pas 1 heure par la suite? Fixez-vous un objectif de 5 minutes par jour pendant 10 jours, pour commencer, et tous les jours au même moment afin que ça devienne une habitude.
3. **Faites de la place.** Réservez un petit endroit que vous aimez bien et qui est toujours accessible, dans votre chambre, dehors dans le jardin, dans la véranda, etc. Quoi de plus pénible que de se dire «je vais méditer» et d'avoir à pousser les meubles pour faire de la place?
4. **Trouvez une position confortable,** ne cherchez pas à tout prix à être immobile et figé. S'asseoir en tailleur, les jambes en lotus, n'est

pas donné à tout le monde. Trouvez votre position, dans laquelle vous pourrez rester 5-10 minutes en étant bien à l'aise : assis sur une chaise, assis en tailleur sur un coussin… Choisissez-vous une position ferme, stable, mais détendue (sans être avachi).

5. **Observez sans juger** : « je m'ennuie », « je suis incapable de méditer », « je suis mal assis ». Penser ainsi, c'est juger, c'est coller une étiquette sur un état donné, le catégoriser, et donc se focaliser sur cette étiquette, souvent dépréciative, en engageant tout le corps dans cette dépréciation. Au contraire, essayez d'observer sans juger : « Je vois que je m'ennuie, je constate que j'ai mal. » Acceptez ces pensées et laissez-les filer avec sérénité.

6. **Méditer, est-ce faire le vide ?** Méditer, ce n'est pas « faire le vide », ne penser à rien, comme une page blanche, ce qui est impossible (vous penseriez toujours au moins à la page blanche). Méditer, c'est plutôt une attitude d'observation : comment est-ce que je respire, où sont les sensations de douleur, de tristesse, de confort et de bien-être dans mon corps et dans mon esprit ?

La méditation est une exploration sans jugement de son état physique et mental.

7 **Faut-il méditer les yeux ouverts ou fermés ?**
Les deux sont possibles ! La méditation les yeux ouverts se fait avec un regard doux, ce qui ne veut pas dire les yeux mi-clos ; simplement, le regard n'est pas fixé de façon rigide sur un objet en particulier, il est souple, aérien. Ce type de méditation permet de rester plus alerte aux bruits de l'extérieur. Si c'est trop difficile de garder les yeux ouverts, alors fermez-les.

8 **Et si je m'endors pendant la méditation ?**
Dans la méditation, je reste en alerte. Si je m'endors, c'est peut-être tout d'abord parce que je suis fatigué ! Ou alors, c'est peut-être que je me suis installé trop confortablement. Il est parfois meilleur de ne pas s'appuyer contre un mur afin de rester plus attentif et présent. C'est important aussi de ne pas se fixer des séances trop longues de méditation, surtout quand on débute.

Est-ce que dormir a les mêmes effets que la méditation ?

La méditation est différente du sommeil, car elle est faite en toute conscience. L'esprit peut divaguer, un peu comme si on rêvait debout, mais le corps est engagé. Quand on dort, on rêve, on peut avoir des tensions musculaires, comme des crampes, et le cerveau n'est pas nécessairement au repos.

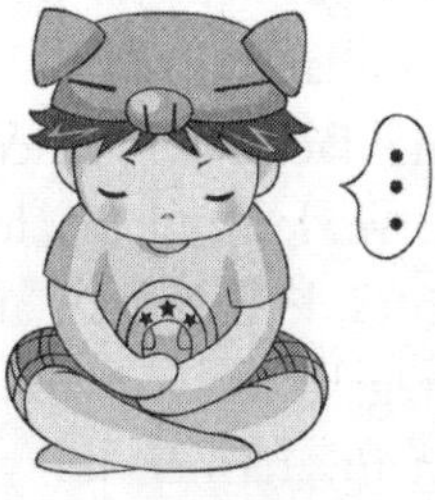

Les différents types de méditation

La méditation guidée en cours de yoga ou avec un support audio

Certains cours sont entièrement dédiés à la méditation, d'autres y consacrent quelques minutes à la fin ou au début du cours. Une méditation guidée est une bonne façon de commencer : le professeur ou la voix du support audio peuvent vous aider à scanner les différentes parties de votre corps, à les relaxer, à respirer, puis à entrer en méditation en vous représentant des paysages tels que la lune brillant au-dessus d'un lac, la pluie qui tombe, etc. Dans ce type de méditation, on peut aussi insister sur la gratitude ou la compassion à avoir pour soi-même et les autres.

Méditer sur la flamme d'une bougie

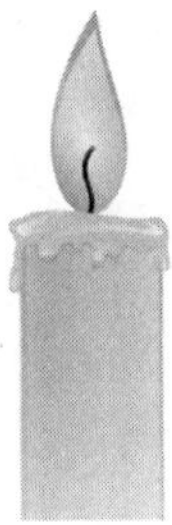

Fixer le regard sur un point, en l'occurrence la flamme d'une bougie, est une bonne façon de concentrer l'esprit : observez les couleurs, les formes changeantes, le halo tout autour. Adoptez un regard doux, souple. Si des larmes coulent, fermez les yeux, visualisez la flamme les paupières closes, puis rouvrez-les.

Méditer en chantant ou en récitant un mantra

Chanter des mantras en suivant le son d'une guitare ou d'un harmonium vous donnera peut-être l'impression d'être devenu un vrai hippie, mais au-delà de ces a priori, laissez-vous aller et le chant aura sur vous un effet joyeux et apaisant. Chanter rend heureux ! Dans le yoga, les chants sont appelés des kirtans, et quand c'est une simple phrase, c'est un mantra.

Qu'est-ce qu'un mantra ?

Un mantra est un son, un mot ou un groupe de mots riches symboliquement. Beaucoup de mantras sont en sanskrit, comme le son « *om* », ou des courtes phrases comme « *om namah sivaya* ». On peut aussi se créer ses propres mantras, des phrases encourageantes qui nous aident à méditer ou qui nous motivent au quotidien : « Ici et maintenant », « J'accepte le changement »...

Méditer au quotidien

En marchant

Profitez d'une marche en plein air, dans la nature ou un parc que vous aimez. Laissez de côté votre téléphone et vivez cette promenade comme un cours de yoga : faites attention à votre respiration, à vos sensations physiques, à vos émotions. Remarquez, sans jugement, votre état d'esprit, votre humeur. Être en plein cœur de la nature aide aussi à se sentir comme faisant partie d'un tout et connecté au reste du monde.

Dans les moindres gestes

À force de pratiquer la méditation, chaque geste du quotidien peut recevoir plus d'attention – même faire la vaisselle peut devenir une expérience méditative ! Méditer, c'est rester présent, ici et maintenant !

CHAPITRE 4

Le yoga pour tous

Pour les femmes enceintes

Il m'est arrivé de suivre pendant quelques semaines les cours d'une prof enceinte. Jusqu'à au moins 8 mois de grossesse, elle était encore capable de tenir en équilibre sur ses mains, comme si son ventre était une partie intégrante de sa personne. Mais Georgia pratiquait le yoga depuis son adolescence et contrôlait chaque aspect de son corps, même lorsqu'il changeait de façon aussi bouleversante que lors de sa grossesse. Elle était parfaitement dans le *yoga*, c'est-à-dire dans l'union.

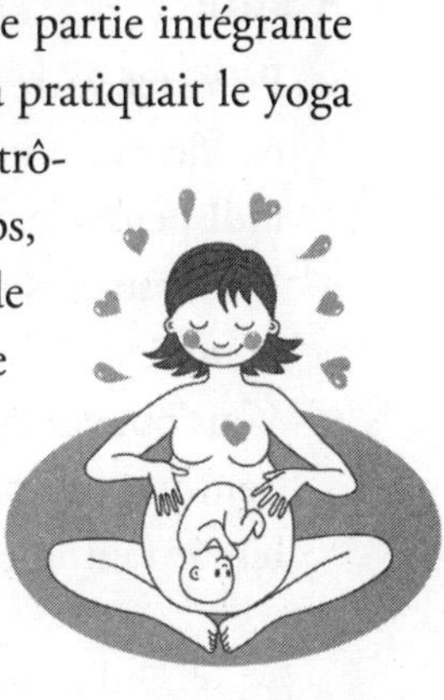

On peut pratiquer le yoga en étant enceinte. Les bienfaits d'une pratique adaptée se répercutent dans tout votre corps : équilibre digestif, meilleure circulation sanguine, esprit et corps détendus. Le bébé grandit dans un climat positif et serein. Vous continuez de bouger pendant toute la grossesse, et serez prête ensuite à porter votre bébé avec des jambes et un dos solides.

Voici quelques conseils adaptés à chaque phase de la grossesse, mais n'hésitez pas à demander conseil à votre médecin.

Au premier trimestre

C'est un moment très sensible, où l'embryon crée son « nid ».

À faire

✓ Prévenez votre médecin avant de commencer ou de continuer à pratiquer le yoga : c'est indispensable.

✓ Visualisez vos mouvements avec votre bébé à l'intérieur de votre ventre.

✓ Vous pouvez encore vous allonger sur le dos : pourquoi ne pas faire le pont de façon soutenue (autrement dit avec des blocs placés sous le sacrum) pour favoriser l'ouverture du bassin ?

✓ Vous pouvez encore faire des postures de torsion de la colonne vertébrale, cela peut aider à relâcher des tensions du dos.

✓ Soyez dans la modération, et pas dans la dépense d'énergie à tout prix. Si les nausées sont importantes, ou que le niveau d'énergie est bas : prenez bien soin de vous, de votre régime alimentaire, de votre sommeil.

✓ Adoptez une respiration régulière, stable, ne faites pas de respiration brusque, ni de rétention respiratoire.

À ne pas faire

✗ Évitez de sauter.

✗ Évitez de faire des exercices de renforcement des abdominaux : ce n'est pas le bon moment.

✗ Ne restez pas longtemps dans des postures qui demandent beaucoup d'efforts, comme la planche.

✗ Évitez les postures inversées (où la tête est plus basse que le cœur).

✗ Évitez de vous étirer de façon trop intense. Certes, pendant la grossesse, les articulations ont tendance à se relâcher, mais restez prudente et n'en faites pas trop, car elles sont à protéger.

- ✗ Évitez l'excès de chaleur, buvez suffisamment.

Au deuxième trimestre

C'est souvent une bonne période de la grossesse, on se sent bien, épanouie. Si vous n'avez jamais fait de yoga auparavant, c'est le bon moment pour essayer.

À faire

- ✓ Utilisez des accessoires pour vous aider, comme des blocs ou un bolster (sorte de polochon).

À ne pas faire

- ✗ Évitez les torsions du ventre et de la colonne vertébrale.
- ✗ Attention à l'équilibre : le ventre grossit, le centre de gravité se déplace !
- ✗ Le ventre ne doit subir aucune compression : adaptez la pratique et les postures habituelles pour que le ventre ne soit jamais comprimé.

Au troisième trimestre

Le ventre est devenu bien plus proéminent, ça devient plus complexe de bouger.

À faire

✓ Faites des postures « *restorative* » avec des accessoires pour vous soutenir : la posture des jambes au mur par exemple (couchée sur le dos, les jambes en l'air appuyées sur un mur, voir p. 101).

✓ Suivez les messages que vous envoie votre corps.

À ne pas faire

✗ Ne faites aucun effort violent, faites-en moins.

✗ Rien ne doit compresser le ventre.

✗ Évitez les postures d'inversion (la tête en bas).

Bon à savoir

Pensez aussi à la méditation et aux exercices de respiration doux et longs : envoyez de « l'énergie positive » à votre bébé !

3 postures recommandées pour les femmes enceintes

1. **Le papillon :** allongez-vous sur le sol, les genoux pliés qui tombent vers le sol, et les plantes des pieds qui se touchent : les jambes forment les ailes d'un papillon. Placez les bras en T. Respirez ici. Cette posture renforce le plancher pelvien et les cuisses.

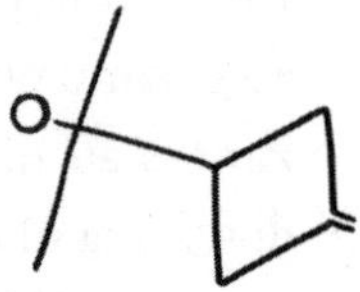

2. **Le squat :** accroupissez-vous, les genoux sont pliés et restent bien au-dessus des chevilles. Mettez les mains sur les cuisses ou en prière à la poitrine. Cette posture permet aussi de renforcer le plancher pelvien.

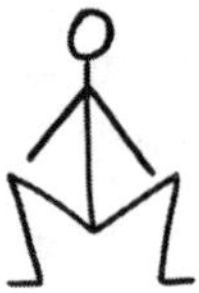

3. **Les mains au mur :** dès que vous avez besoin d'un peu de repos, penchez-vous vers l'avant, les mains sur le mur, le ventre est en suspension. Appuyez fermement dans le mur, sans creuser le dos, cela permet de soulager les tensions du bas du dos.

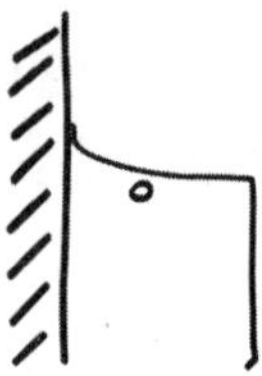

Quelles postures après l'accouchement ?

Après un accouchement par voie naturelle, il ne faut pas envisager d'effort (de type contraction abdominale) pendant les six premières semaines, et pour un accouchement par césarienne, comptez trois mois minimum. Dans tous les cas, demandez à votre médecin si vous êtes apte à reprendre une activité physique. Après un accouchement, deux éléments physiques peuvent être travailler : le renforcement de la ceinture abdominale et la rééducation périnéale. Certains studios proposent des cours de yoga post natal dans lequel on apprend à muscler le périnée (allongée sur le sol, assis en papillon ou en posture de l'enfant), renforcer le corps en général et les abdominaux en particulier, et augmenter le niveau d'énergie en général. Certains cours acceptent aussi les bébés : au fil des postures, on masse son bébé !

Pour les sportifs

Des sports comme la course à pied, le ski, le tennis, la natation, ont un côté répétitif qui peut endommager certaines articulations, toujours sollicitées de la même façon. Une séance de yoga complète aide tous les sportifs à relâcher des tensions, à étirer les muscles ou à en renforcer d'autres moins actifs. Les exercices de respiration et de méditation, quant à eux, favorisent la concentration, essentielle quand on pratique son sport favori. Tous ces éléments font du yoga un bon complément à différents sports.

En fonction du sport que vous pratiquez, demandez conseil à votre professeur de yoga pour soulager ou activer certaines articulations et certains muscles.

Une séance pour relâcher les tensions et se recentrer

• **Méditation et exercices de respiration :** en méditant, en apprenant à respirer de façon posée sans laisser l'esprit s'emballer, on gagne en contrôle de soi. À la fin d'une méditation (commencez modestement : pendant 5 minutes par exemple), tournez lentement le cou, faites des cercles, puis tournez les poignets dans un sens et dans l'autre. Bougez lentement.

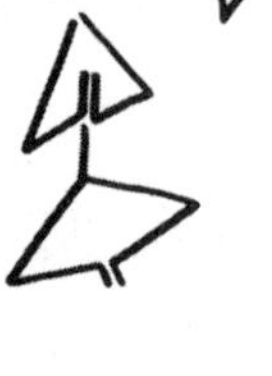

• **Étirement des jambes :** c'est un exercice classique indispensable. Allongé sur le dos, les jambes tendues sur le sol, levez la jambe droite à 90° en maintenant le pied flex (c'est important pour activer l'arrière de la jambe). Tenez l'arrière de la cuisse ou du mollet avec les mains (ne tenez pas l'arrière du genou : il ne faut pas bloquer l'articulation). Détendez le haut du corps et prenez ainsi dans la posture de 5 à 10 respirations, puis changez de jambe.

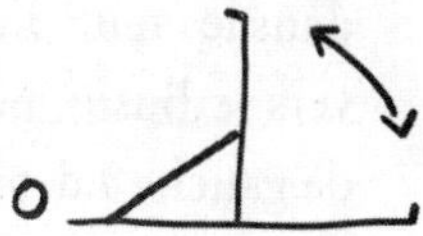

• **Relaxation des épaules pour relâcher les tensions :** levez et baissez les épaules, faites des cercles dans un sens, puis dans l'autre. Profitez-en ensuite pour tourner le cou dans un sens, puis l'autre, lentement, tout en fermant les yeux.

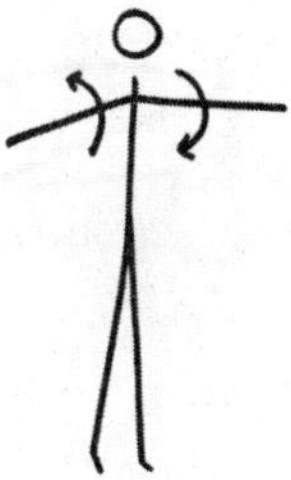

• **Ouverture du bassin :** assis confortablement, les jambes étendues face à vous (asseyez-vous sur une couverture ou un bloc si le bas du dos roule vers l'arrière), pliez la jambe droite et ramenez-la vers vous, prenez votre jambe et enroulez vos bras

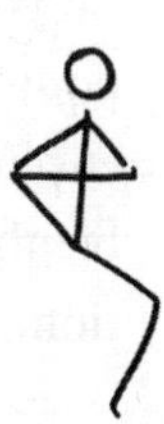

autour comme si vous teniez un morceau de bois ou un enfant (la plante du pied droit est dans le creux du coude gauche, et le genou droit est dans le creux du coude droit). Ramenez la jambe vers le buste, puis faites-la balancer doucement de gauche à droite. Cet exercice favorise la mobilité du bassin et renforce les abdominaux. Après quelques respirations, changez de jambe.

• **La posture de l'enfant, pour soulager les douleurs du bas du dos et relâcher les épaules :** mettez-vous à quatre pattes, puis posez les genoux au sol et asseyez-vous sur les talons. Allongez le buste sur les cuisses et laissez les bras le long du corps. Respirez en sentant le ventre se rapprocher des cuisses.

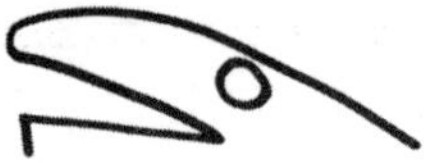

Pour les enfants

Le yoga pour les enfants, c'est comme le yoga pour les adultes, mais avec un côté plus créatif et plus ludique ! On peut en attendre les mêmes bienfaits : mouvements, relaxation, concentration, apaisement, etc., mais les méthodes sont légèrement différentes et adaptées aux plus petits. **Si vous pratiquez avec vos enfants :**

- **Amusez-vous avec les noms des postures pour stimuler leur imagination.** Les postures de yoga ont déjà des noms d'animaux qui peuvent être amusantes : le cobra, le chat, le chien, la sauterelle… En fonction de leur âge, demandez-leur d'en faire une imitation de l'animal, de respirer dans la posture en bougeant puis en restant immobile. Jouez avec la posture, par exemple en faisant la posture de l'arbre (debout en équilibre, une jambe tendue et l'autre pliée avec le pied contre le mollet ou la cuisse, les bras levés, voir p. 82) appelez les jambes le tronc de l'arbre, et les bras sont les branches.
- **Le yoga doit rester un jeu et un plaisir : on peut faire des postures à deux !** Par exemple, assis face à face, les jambes écartées, les pieds qui se touchent, se tenir les mains ensemble, les lever vers le ciel, se pencher vers l'avant tandis que l'autre enfant se penche vers l'arrière.
- **Les enfants ont parfois tendance à tout tourner en compétition.** Il faut donc les ramener à la dimension de jeu plutôt qu'ils ne soient tentés de dire « C'est trop facile » ou « Regarde ce que je peux faire ! ».

- **Les enfants sont souples** et n'ont pas peur d'essayer des postures que les adultes pourraient trouver dangereuses, comme la roue (qu'on appelle le pont en gym) ou se mettre sur les mains. Faites tout de même attention à ne rien forcer, leur corps est encore en pleine croissance.

Certains studios proposent des cours de yoga adaptés aux enfants, n'hésitez pas à vous renseigner près de chez vous !

Contrôle, concentration et équilibre

Faites gonfler un ballon de baudruche à chaque enfant. Chacun tient son ballon entre les mains : c'est son espace qu'il tient. Faites-leur rebondir le ballon sur chaque partie du corps, en ajoutant à chaque fois autre chose : « Mets-toi sur les genoux et touche le ballon avec ton nez, puis avec ton index, puis fais un tour avant de toucher le ballon avec la tête ». L'exercice est à faire lentement, en respirant en continu, gracieusement, et sans bousculer son voisin. Cet exercice ludique met en jeu de nombreux aspects du yoga... sans en avoir l'air.

Osez faire un peu de **méditation avec les enfants** : ce n'est pas toujours facile, mais après une bonne séance où ils ont bougé dans tous les sens, faites-

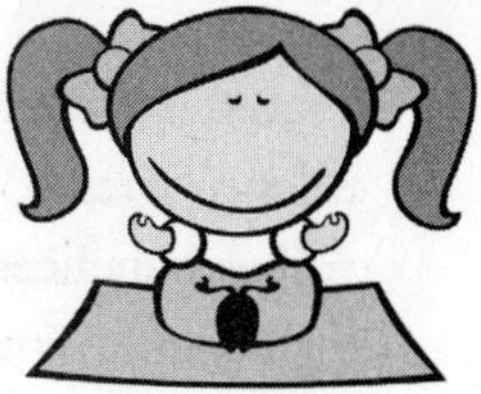

les s'allonger, sur le ventre ou sur le dos, pour 2 ou 3 minutes avec de la musique douce, puis 1 ou 2 minutes en silence total. Augmentez ou diminuez la durée de cette phase de relaxation selon qu'ils parviennent à se tenir tranquilles ou non. Les enfants sont sollicités en permanence, à l'école, à la maison, avec leurs amis. Le yoga peut être une occasion de se reposer, vraiment.

Enfin, pour initier les plus jeunes au plaisir et aux bienfaits du yoga, rien de mieux que les livres illustrés :

- *Le yoga de Kika*, de Ulrika Dezé (Éditions Milan, 2011) ;
- *Léa et le chat yogi*, de Ursula Karven (Éditions La Plage, 2010) ;
- *Le yoga des petits*, de Rebecca Whitford et Martina Selway (Gallimard Jeunesse, 2005).

Pour les personnes âgées

Trop vieux pour faire du yoga ? Il n'est jamais trop tard pour commencer, même si vous n'avez jamais été un sportif dans l'âme. Commencez doucement, tout en vous aidant de la respiration, et les progrès et bénéfices viendront petit à petit.

Les bénéfices du yoga :

• Du mouvement ! On bouge, on s'active, on s'étire.

• De l'équilibre ! Un bon moyen de ne pas tomber.

• Des tensions soulagées.

• Un esprit calme et mieux concentré : l'anxiété s'apaise.

• Une qualité de sommeil améliorée.

Recommandations particulières :

• Trouvez le cours qui correspond le mieux à vos attentes et à votre condition physique : si vous ne trouvez pas de cours dédié aux séniors, essayez le hatha yoga ou le yoga Iyengar.

• Utilisez des accessoires pour vous sentir le plus confortable possible : asseyez-vous sur une chaise, appuyez-vous contre un mur pour vous appuyer, calez-vous avec des coussins.

• Ne forcez aucun mouvement. C'est bien d'essayer de nouvelles choses, d'oser repousser vos limites, mais écoutez bien votre corps. Rien ne doit être douloureux.

• Pratiquez dans un endroit bien chauffé ou en fin de journée : on se sent souvent plus souple dans ces situations.

Une séance en 6 clés pour vous sentir bien

1. **Une torsion.** Assis sur une chaise, les jambes posées solidement par terre, tournez le buste d'un côté de la pièce. Tournez le buste, et pas seulement le visage ; les épaules restent bien détendues. Respirez dans cette douce torsion de la colonne vertébrale, puis revenez dans la position initiale, et tournez-vous de l'autre côté.
2. **Un cou détendu.** Toujours assis sur une chaise, penchez-vous vers l'avant, le buste repose sur les cuisses et la tête tombe doucement entre les genoux vers le sol. Les bras vont vers le sol également, relâchez les épaules. Détendez les muscles du visage. Respirez dans cette posture. Évitez cette posture en cas de problème de dos.
3. **Les côtés du corps.** Levez-vous et une fois debout, étirez les bras au-dessus de la tête, penchez-vous d'un côté en étirant le côté du corps, puis penchez-vous de l'autre côté. Bougez doucement, prenez de l'espace. Recommencez en essayant de fermer les yeux.
4. **Renforcer la ceinture abdominale et la souplesse des jambes.** Allongez-vous sur le

sol, pliez les genoux vers le ciel, relâchez les bras sur le côté. Levez la jambe droite vers le ciel, le pied est flex pour que la jambe soit bien active. Restez dans cette posture pour quelques respirations puis changez de jambe.

5 **Relaxation.** Restez allongé sur le dos, sur le sol, les genoux pliés pointent vers le ciel. Rapprochez suffisamment les pieds pour que vous puissiez effleurer les talons avec le bout des doigts. Dans cette posture de repos semi-actif, ressentez votre corps sur le sol : quelles parties du corps sont en contact, quelles parties du corps vous semblent symétriques ou pas ? Restez quelques instants ici en respirant, puis laissez doucement tomber vos genoux vers la droite, et la tête vers la gauche, restez tel quel dans cette douce torsion, ne forcez rien et laissez l'apesanteur faire son travail. Puis après quelques respirations, remontez vos genoux vers le ciel, puis laissez-les tomber vers la gauche, la tête roule doucement vers la droite. Respirez profondément à chaque étape de ce mouvement, et ressentez comment votre corps réagit.

6 **Allongez-vous** complètement sur le sol, placez un petit coussin sous la tête et des

couvertures sous les articulations (coudes, genoux). Placez une main sur le ventre et l'autre au milieu de la poitrine. Faites des respirations en trois temps : inspirez, gonflez le ventre, puis le bas de la cage thoracique, et jusqu'en haut de la gorge. Et relâchez doucement en expirant. Continuez à respirer dans cette posture allongée.

Le conseil en + : Si la posture allongée est inconfortable, asseyez-vous sur une chaise, ou mettez-vous sur le ventre. Sur le ventre, repliez les bras et faites un petit coussin avec vos mains, les coudes de chaque côté. Laissez votre ventre se gonfler et sentez votre cage thoracique s'étendre.

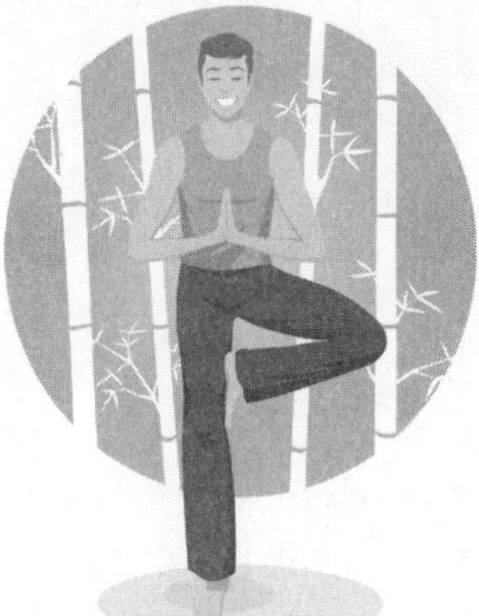

CHAPITRE 5

J'étends les bienfaits du yoga à tout mon quotidien

Quand je remballe mon tapis de yoga, et que je sors du studio, il suffit parfois d'un rien pour que les effets du yoga se dissipent immédiatement… et me voilà directement de retour de plain-pied dans le quotidien. Comment profiter des effets bénéfiques du yoga même hors des cours ? Pour résumer, comment être bien à la fois sur le tapis et dans ma vie quotidienne ?

À l'origine, le but du yoga était d'être heureux ; enfin, plus précisément, de ne pas souffrir. Faire des postures, se relaxer et méditer, ce ne sont là que certains des aspects d'un ensemble plus important qui vise le bien-être global. Pour y parvenir, 10 règles ont été décrites dans les *Yoga sutra* de Patanjali : les *yama* et les *niyama*.

Ce ne sont pas des impératifs ou des commandements à suivre dans l'absolu ; il faut plutôt les considérer comme une enquête sur soi-même. Le yoga invite à une exploration honnête de soi, sur le tapis et dans la vie de tous les jours.

Au début du yoga : les *Yoga sutra* de Patanjali

Ce livre est souvent présenté comme le livre fondateur du yoga. Il a été écrit il y a plus de 2 000 ans et comprend un ensemble de 196 pensées, ou aphorismes. C'est un livre de sagesse avant tout. « Pourquoi est-ce que nous souffrons ? » La réponse de Patanjali est double : ce qui nous rend malheureux, c'est l'agitation perpétuelle du mental, et le fait qu'on se sent seul, détaché et différent des autres. Il faut retrouver cette union entre le corps et l'esprit, et entre chacun d'entre nous et le reste du monde : il faut être dans le yoga, dans l'union. Le yoga se compose de 8 membres, 8 échelons à gravir pour atteindre le bonheur ou samadhi :

1. ***Yama* – 5 observances :** un code éthique pour bien vivre avec les autres.
2. ***Niyama* – 5 principes d'autodiscipline :** des habitudes à adopter pour soi-même.
3. ***Asana* – les postures :** la partie physique du yoga. *Asana* signifie « s'asseoir ».

→

4. *Pranayama* – les exercices de respiration : prana signifie « énergie vitale » ou « souffle ».
5. *Pratyahara* – le retrait des sens : mettre ses sens (l'ouïe, la vue, le goût, le toucher, l'odorat) au repos, en veilleuse, pour se recentrer sur l'expérience intérieure et être à l'écoute de soi-même, ici et maintenant.
6. *Dharana* – la concentration : se concentrer sur une seule chose à la fois, être dans l'instant présent.
7. *Dhyana* – la méditation : après avoir réussi à se concentrer sur une seule chose, on peut passer à l'étape supérieure : méditer ! La méditation laisse le flot des pensées couler, sans que l'esprit ne s'attache à une pensée en particulier.
8. *Samadhi* – l'union ou l'absorption : c'est l'étape ultime du yoga, quand on ne voit plus les différences entre les êtres, quand on se sent uni avec le tout, connecté avec l'univers en général.

Le yoga est-il une religion ?

Le yoga a bien des racines communes avec l'hindouisme, religion très influente en Inde. Mais le yoga n'est pas une religion : il n'y a aucun rituel, pas de dogme, pas de bible, pas de vérité révélée. Ce n'est pas non plus une secte fermée, réservée aux seuls initiés. Le yoga, c'est bien plus modestement un moyen d'aller mieux !

Les 5 *yama* : quelle est ma relation aux autres et au monde ?

Les *yama* sont une discipline à adopter pour mieux vivre de façon harmonieuse en société. Ce sont des conseils de vie que l'on pratique à la fois sur le tapis de yoga et dans la vie de tous les jours.

❶ Ahimsa – la non-violence

Un climat toxique. Le premier de tous les *yama* concerne la violence. Quand je pense à la violence, j'imagine des événements tragiques comme des guerres ou des attentats, mais la violence plus discrète nous entoure aussi au quotidien, une violence physique et verbale : je bouscule quelqu'un dans le bus pour prendre une place, je suis agacée contre la caissière qui ne va pas assez vite ou je suis désagréable au téléphone avec un agent administratif. Cette violence discrète se manifeste par des regards hostiles, des soupirs, des petites choses qui n'ont l'air de rien mais qui contribuent à un climat négatif. Il y a aussi tout ce que je peux penser de négatif et d'agressif. Est-ce que cela vous arrive de vous dire que vous êtes nul ? Que vous réussissez moins bien que vos amis ? Que telle personne est vraiment trop chanceuse ? C'est tellement facile de se dénigrer soi-même ou de dénigrer les autres… Pourtant, j'ai beau me dire que ça n'a pas vraiment d'impact, de ressasser ces idées négatives, j'en suis tout de même la première affectée !

Répondre à la violence par la non-violence. Je vais arrêter de noircir le tableau et proposer une solution toute simple – certes, c'est le yoga qui m'a soufflé la réponse… Pour lutter contre la violence, soyons… non violents ! Être non violent, c'est donc être aimant, léger, drôle, c'est ressentir de la compassion, de la tendresse. Ne pas réagir à la violence par un autre acte de violence. La non-violence, ça vous rappelle peut-être Gandhi ? Le grand leader indien avait décidé de résister pacifiquement face à son oppresseur : « En opposant la haine à la haine, on ne fait que la répandre. »

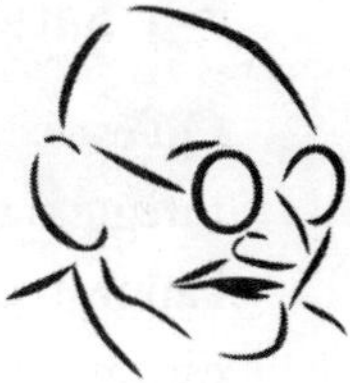

Comment appliquer *ahimsa*, la non-violence…

… sur le tapis de yoga ?

- Est-ce que je force trop pour tenir une posture ?

- Est-ce que je suis en compétition avec les autres ?
- Est-ce que je veux toujours faire mieux que la fois précédente ?

… dans la vie de tous les jours ?

- Est-ce que je passe mon temps à critiquer les autres ou à répandre des rumeurs ?
- De quoi ai-je peur ? La violence provient parfois de la peur qu'on éprouve face à certaines choses. Chercher à identifier ses peurs est la première étape pour ensuite essayer de les dissiper.
- Plutôt que de mettre en avant mes défauts et mes difficultés, quelles sont mes qualités ?

❷ *Satya* – la vérité

Qu'est-ce que « être dans le vrai » ? C'est être intègre, agir de façon honnête sans attendre l'approbation des autres. S'accepter tel que l'on est, avec notre part de lumière et d'ombre, et tels que sont les autres, avec leurs qualités, leurs défauts. Vaste programme !

Réussir à être sincère, honnête avec soi-même est parfois long et difficile. L'une de mes amies me parlait de son mariage qui ne marchait plus depuis quelques années déjà, elle avait rencontré quelqu'un d'autre, elle faisait chambre à part avec son mari ; lui et elle étaient tous deux visiblement malheureux dans cette situation. Néanmoins, elle n'arrivait pas à se résoudre à le quitter et à continuer sa vie sans lui. Cela lui a pris du temps et lui a demandé du courage d'accepter son choix.

Mais si je dis la vérité, ça peut blesser parfois ?

Être dans le vrai, dire la vérité est à combiner avec *ahimsa*, le premier des *yama*, la non-violence. Autrement dit, exprimer la complète vérité de façon brutale et sans ménagement n'est pas toujours le bienvenu, surtout quand c'est blessant. Pensez peut-être à la dernière fois qu'on vous a offert un cadeau qui ne vous plaisait pas : comment réagir ? Dire la vérité brute et nue – « c'est moche » – n'est pas vraiment nécessaire, ni recommandé.

Petits arrangements avec la vérité. Il y a différentes façons de ne pas être dans le vrai :

- **Le mensonge.** Dans la communication de tous les jours, on raconte parfois de petits mensonges : je cache mes sentiments, je m'arrange avec la vérité, je déforme un peu ce qui est... Je me dis que, de toute façon, ça ne fera de mal à personne, voire l'inverse. Mais comment être certain de ne jamais causer du tort ainsi ?
- **Les secrets.** Proches du mensonge dans la mesure où c'est une vérité que l'on cache, les

secrets peuvent être lourds à porter et source d'anxiété.

- **La mauvaise foi.** Quand je me crée un personnage, comme si j'endossais le rôle de quelqu'un que je ne suis pas vraiment, je suis de mauvaise foi, mon attitude est fausse, je ne suis pas vrai. Comment être authentiquement moi-même?

Comment appliquer *satya*, la vérité…

… sur le tapis de yoga?

- Est-ce que je suis aligné dans la posture?
- En toute sincérité, suis-je confortablement installé, ou bien est-ce douloureux?
- Quelles sont mes intentions quand je suis dans le yoga? Est-ce que je fais ça pour moi?

… dans la vie de tous les jours?

- Est-ce que je séduis ou manipule pour arriver à mes fins?
- Quels sont les derniers mensonges que j'ai dits?
- Est-ce que j'admets quand je me suis trompé?

3 *Asteya* – la non-convoitise

La convoitise, c'est l'envie d'avoir ce que quelqu'un d'autre possède, ce qui peut aller jusqu'au vol. C'est l'aspect le plus évident de la convoitise. Le yogi vise à se contenter de ce qu'il a, et se réjouir pour les autres. Mais ce n'est pas toujours facile de ne pas se comparer à autrui.

Asteya, la non-convoitise, peut s'envisager à différents niveaux :

- **Emprunter des biens… sans jamais les rendre.** L'autre jour, je regardais dans ma bibliothèque, et je crois bien qu'il y a dans les rayons au moins une dizaine de livres qui ne sont pas à moi : on me les a prêtés, je ne les ai jamais rendus. J'ai bien pris possession de ces livres avec la permission de mes amis… mais j'ai un peu abusé de les avoir gardés aussi longtemps.
- **Être trop bavard.** Monopoliser la conversation, rester tard le soir pour discuter avec un prof ou un collègue alors qu'il a peut-être envie de rentrer chez lui mais qu'il n'ose pas interrompre la conversation, couper la parole, etc., sont des comportements de convoitise : on convoite toute l'attention de l'autre en face plutôt que de lui accorder, nous aussi, la nôtre.

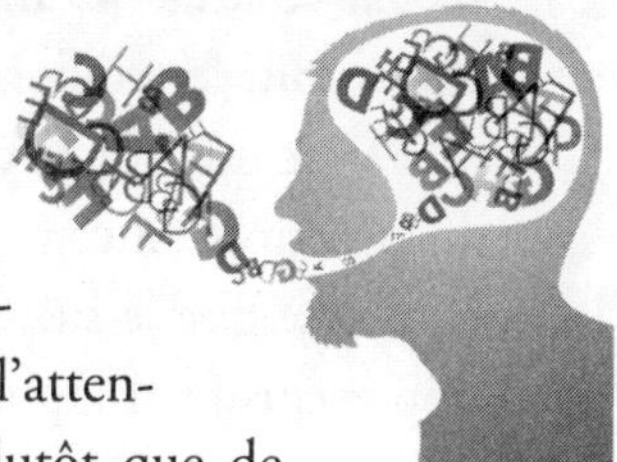

- **Être systématiquement en retard.** On a tous un ou deux amis qui sont tout le temps en retard de cinq bonnes minutes, voire trente minutes et plus. Ils ont toujours une excuse, plus ou moins bonne, mais comme ce sont nos amis, nous les acceptons. Pourtant, le temps de chacun est précieux : le temps que nous perdons à attendre notre ami, c'est du temps qu'il récupère, lui, dans son intérêt propre. Peut-être même est-ce vous, l'ami toujours en retard ?

Comment appliquer *asteya*, la non-convoitise…

… sur le tapis de yoga ?

- Est-ce que je suis jaloux quand quelqu'un réalise mieux que moi telle posture ?
- Est-ce que je choisis toujours le même endroit au studio de yoga, parce que c'est « ma » place ?

… dans la vie de tous les jours ?

- Est-ce que je monopolise l'attention des autres tout le temps ?
- Est-ce que tire la couverture à mon avantage un peu trop souvent ?
- Est-ce que je suis trop possessif, trop jaloux, trop exclusif par rapport à mes amis, ma famille, mon partenaire ?

❹ *Brahmacharya* – la modération

Brahmacharya est parfois traduit par « abstinence », le maître yogi faisant attention à ne pas disséminer son énergie à tout va, et notamment son énergie sexuelle. Brahmacharya a un deuxième sens : la modération. Le yoga, c'est l'équilibre, autrement dit le contraire de l'excès. Notre énergie, notre prana, est précieuse : il faut l'utiliser à bon escient et ne pas la gaspiller. Évitons de brasser de l'air ! Soyons efficaces et concentrés sur un nombre restreint de choses, mais faisons-les bien.

Comment appliquer *brahmacharya*, la modération…

… sur le tapis de yoga ?

- Est-ce que je ferme les yeux sur mon tapis pour bien canaliser mon énergie ?
- Est-ce que je suis trop attentif aux bruits de l'extérieur ou des autres yogis présents dans la salle ?

… dans la vie de tous les jours ?

- Au niveau alimentaire, est-ce que je succombe à chaque fois au dessert et au fromage ?
- Est-ce que je m'épuise à ressasser éternellement les mêmes sujets dans ma tête ?

❺ *Aparigraha* – la non-avidité

Patricia, 26 ans, 7 ans de yoga: « J'avais l'habitude de m'acheter beaucoup de choses. J'aimais en avoir toujours plus: des vêtements, chaussures, sacs à main, bijoux. Et je n'avais envie que de choses de marques. Petit à petit, j'ai réalisé combien d'argent et d'énergie je dissipais à acheter tout ça. Est-ce que j'avais vraiment besoin de trois paires de lunettes de soleil Tom Ford? Aujourd'hui, j'ai des lunettes de soleil qui m'ont coûté 1 euro au marché, et finalement elles ne sont pas si mal que ça. Un jour, je me suis mise à trier tout mon placard. J'ai eu l'impression que ça me donnait un profond sens de clarté, de paix et de calme. Dans ma pratique du yoga, c'est devenu la même chose: je me concentre plus rapidement, j'absorbe les messages que m'envoie mon corps plus simplement. »

Ce *yama* ressemble à *asteya*, la non-convoitise, mais invite plus à se tourner vers ce que je possède personnellement, alors qu'asteya concernait l'envie d'avoir ce que les autres possèdent. Avoir le dernier modèle de téléphone, des habits neufs et à la mode de la saison: la société de consommation nous incite à en avoir toujours plus. Ce yama permet de revenir à l'essentiel: de façon très prosaïque, je regarde dans mon placard, dans ma garde-robe, dans mon garage, et je me demande s'il n'y a pas trop de choses. Accumuler beaucoup de choses matérielles peut venir de la peur de manquer, du besoin de combler, ou de la crainte de ce que l'avenir nous réserve. « Je garde tout ça au cas où. »

La non-avidité peut aussi concerner des choses non matérielles : je peux être attaché dur comme fer à certains principes, à certaines idées. Ou alors à un emploi que je ne veux pas quitter pour de multiples raisons ; mais cet emploi me convient-il réellement pour autant ?

Et si je lâchais prise par rapport à ces inquiétudes ? Et si je me faisais confiance ? Et si je me sentais toujours capable d'y arriver ?

Comment appliquer *aparigraha*, la non-avidité…

… sur le tapis de yoga ?

- Est-ce que j'essaie de nouvelles postures de temps en temps, celles que je trouve a priori trop difficiles pour moi ?
- Est-ce que je veux toujours faire mieux, tout le temps ?

… dans la vie de tous les jours ?

- Qu'est-ce qui m'encombre dans ma vie ?

- Est-ce que je vis ma vie avec confiance ou dans la peur de l'avenir ?
- Est-ce que j'ai des frénésies incontrôlées d'achat ?

Les 5 *niyama* : quel est mon engagement personnel ?

Les *yama* se rapportent à la vie en société, avec les autres, alors que les *niyama* sont plus personnels : c'est une discipline à adopter, un engagement que je prends pour devenir une meilleure version de moi-même.

❶ *Saucha* – la propreté et l'ordre

Dans son sens premier, *saucha* veut dire propreté : c'est le fait d'être propre et d'aimer les choses bien rangées. Je me fais toute belle pour aller au yoga, je prends soin de moi. Attendez ! Ne criez pas à la superficialité ! Le mythe du yogi « baba cool » aux longs cheveux pas lavés et qui marche pieds nus est révolu ! Car ce premier conseil de vie concerne la propreté à la fois extérieure, celle du corps physique, et intérieure : ce que je mange, bois ou, éventuellement, fume !

Le yogi prend de bonnes habitudes pour avoir un corps sain, et ça passe, entre autres, par l'alimentation ; j'en reparlerai plus tard.

De façon plus subtile, saucha concerne aussi la pureté en général. Je reste « pur », c'est-à-dire sans me surcharger de tout ce dont je n'ai pas besoin : je reste simple et authentique, sans jugement, sans préconception, sans émotions qui me dominent.

Comment appliquer *saucha*, la propreté et l'ordre…

… sur le tapis de yoga ?

- Est-ce que je pratique le yoga dans une pièce propre, bien rangée et aérée ?
- Est-ce que j'aborde les postures avec un regard neuf, ou bien en soupirant et en me disant : « Voilà ma dixième salutation au soleil… » ?
- Est-ce que je fais des manières, des chichis quand je pratique le yoga, ou est-ce que je sais rester simple ?

… dans la vie de tous les jours ?

- Est-ce que j'aime manger sainement ?
- Est-ce que je me laisse envahir par les effets de mes émotions ?

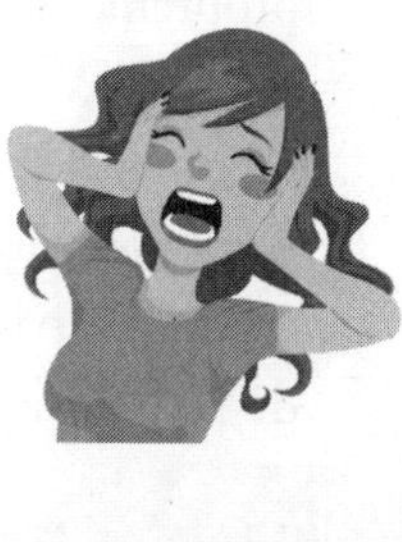

- Est-ce que je recherche la compagnie de personnes qui m'apportent des bonnes choses ou est-ce que, au contraire, j'aime la compagnie de ceux qui amènent des perturbations dans ma vie ?

2 *Santosa* – le contentement

La première fois qu'on m'a expliqué ce *niyama*, le contentement, je l'ai compris comme : « Il faut se contenter de ce qu'on a. » J'avais l'impression que c'était synonyme de renoncement, que c'était laisser tomber, comme si rien n'avait vraiment d'importance, que c'était « juste comme ça » et qu'il fallait faire avec. L'idée ne me plaisait pas du tout ! Je trouvais ça trop passif, je me disais que tant de choses arrivent quand on ne se contente pas de la situation mais qu'on essaie au contraire de la changer ! Mais après avoir discuté avec mon professeur, j'ai réalisé la valeur positive de ce conseil de vie. Se contenter n'est pas, à proprement parler, renoncer et sourire comme si tout allait bien même si ce n'est pas le cas. C'est plutôt une façon de reconnaître ce qu'on a *déjà* dans nos vies. Au lieu de se sentir frustré de ce qu'on n'a pas, ou de ce qu'on a perdu, il s'agit de se rendre compte, et d'être content, de tout ce qu'on a déjà, de nos qualités, de notre santé, des gens qui nous aiment.

Pascale, 23 ans, 1 an de yoga : « Dans certains cours, certains élèves sont vraiment super-forts. Quand la prof donne des options “avancées” de certaines postures, et que moi je me retrouve assise par terre en train de soupirer parce que non, je ne peux pas mettre mes pieds derrière la tête, je me dis qu'au moins, je suis tout de même en pleine santé. Finalement, c'est déjà pas si mal que ça. »

Avez-vous déjà remarqué que, quand vous ne savez pas vous contenter d'une situation, vous vous sentez insatisfait, frustré, à la recherche d'autre chose, quelque chose de mieux ? L'esprit et le corps ne sont pas tranquilles.

Comment appliquer *santosa*, le contentement…

… sur le tapis de yoga ?

• Quelles sensations agréables me procure la pratique du yoga ?

• Où est-ce que j'en suis dans ma pratique ? Il faut reconnaître que c'est déjà bien !

… dans la vie de tous les jours ?

• Que m'est-il arrivé de positif récemment ?

- Quelles sont mes qualités, mes lignes de force ?
- De quoi suis-je reconnaissant ? À qui et à quoi ai-je envie de dire merci ?

La pratique de la gratitude : dire merci rend heureux !

Lors d'une expérimentation scientifique sur le bonheur, des psychologues ont demandé aux participants de répondre à un questionnaire pour évaluer leur degré de bonheur. Puis on leur a demandé de fermer les yeux et de penser à quelqu'un qui avait influencé leur vie, quelqu'un qui avait fait quelque chose d'incroyable et d'important pour eux. Ils devaient ensuite écrire les raisons pour avoir choisi cette personne en particulier. Ensuite, on leur a dit d'appeler chacun la personne en question et de lui lire ce qu'ils venaient d'écrire. Les participants étaient surpris de la tournure que prenait l'expérimentation ! Et le bilan a été très positif : exprimer sa reconnaissance a fait tout simplement augmenter leur bonheur ! Essayez de faire vous aussi ce test et répandez la gratitude autour de vous !

❸ *Tapas* – l'action

Le mot *tapas* peut sembler appétissant, n'est-ce pas ! et pourtant, ce niyama n'a rien à voir avec les bouchées espagnoles servies à l'apéritif ! *Tapas* signifie « action ». Pour nourrir son âme, sa personnalité, il faut maintenir un bon degré de vitalité. Il faut se bouger !

Cécile, 30 ans, 6 ans de yoga : « La première fois que j'ai réussi à faire la roue (qu'on appelle le "pont" à la gym) : j'étais fière de moi ! Je n'avais jamais réussi à la faire étant petite, et je pensais que j'en étais incapable...
Je me suis retrouvée la tête en bas, à pousser sur mes bras et mes jambes pour tenir. C'était une sensation agréable d'étirement profond. »

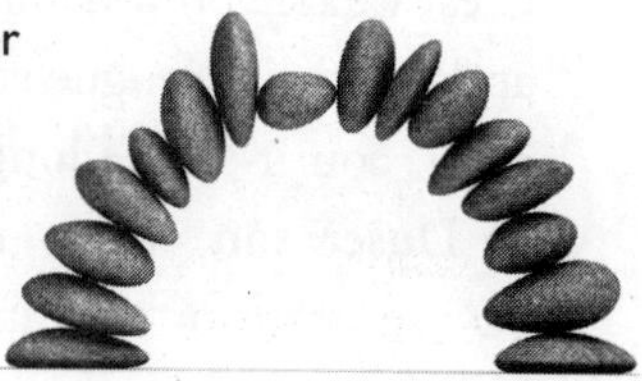

Discipline et patience. Quand on commence une activité, ça demande pas mal d'effort, de discipline et de motivation. Il arrive, surtout quand on débute, que l'on soit découragé : « Je n'arriverai jamais à faire cette posture, c'est bien trop dur pour moi, le yoga. » Mais il n'y a pas de miracle dans le yoga, et qu'une seule façon d'y arriver: en pratiquant, encore et encore, en essayant, différemment. Le yoga prend du temps: on a parfois envie d'aller plus vite, on voudrait être plus fort, plus souple, faire des postures impressionnantes. Mais l'important dans le yoga, c'est surtout le cheminement. Le yoga prend du temps, requiert de la patience, de la discipline. La discipline dans le yoga, c'est une pratique régulière et constante, pour que les progrès se fassent et s'impriment dans notre corps. La discipline dans le yoga, c'est donc venir en cours régulièrement, ou en pratiquer chez soi un petit peu chaque jour: il faut cultiver l'effort. C'est valable pour d'autres activités que le yoga: apprendre une langue étrangère, apprendre à tricoter, courir sur de longues distances, etc.

Doser son effort. Être discipliné, ce n'est pas se transformer en robot superproductif. Souvenez-vous de *brahmacharya*, le *yama* de la modération: il faut choisir avec soin où on met son énergie. Il ne s'agit pas d'en faire toujours plus, au contraire: on peut en faire moins, mais on le fait mieux, on est dédié, engagé dans son action. Là où on décide de mettre son énergie, on s'y donne vraiment!

De l'effort à la paresse… de *tapas* à *tamas*. Et si je me sens très paresseux, c'est mal? Le contraire de toute cette activité, de ce *tapas*, c'est tamas, autrement dit : la paresse, la procrastination, la relâche ! Croyez-moi, j'adore regarder une bonne série télé avec un chocolat chaud et une part de gâteau dans mon canapé, bien calée au milieu des coussins ; est-ce que ça fait de moi la pire yogi de la Terre ? Non ! Comme toujours, c'est la modération et l'équilibre qu'on recherche. Vivre en permanence dans l'inertie et la léthargie peut vite s'avérer déprimant. Là encore, il faut trouver un bon dosage entre l'action et la discipline, et la paresse et l'amusement : ils ne doivent pas s'opposer, mais se compléter harmonieusement.

Si je rate un cours de yoga, je déculpabilise ! Si j'ai une bonne raison, je peux rater un cours ; si je n'ai pas de bonne raison, je peux aussi rater un cours. Mais alors, je ne me blâme pas parce que je n'y suis pas allée. La vie est déjà assez compliquée comme ça, pas la peine d'y ajouter des pensées négatives.

Comment appliquer *tapas*, l'action…

… sur le tapis de yoga ?

- Comment est-ce que je dose mon effort pendant ma pratique : est-ce que j'en fais trop ou pas assez ?

- Est-ce que je reviens régulièrement faire du yoga ?

… dans la vie de tous les jours ?

- Quand et comment ai-je souvent l'impression de perdre du temps (sur Internet, en regardant la télé, en bavardant, etc.) ?
- Est-ce que je sais demander de l'aide lorsque j'en ai besoin ?
- Qu'est-ce qui est important dans ma vie ?

4 *Svadhyaya* – l'étude de soi

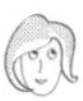

Patricia, 26 ans, 7 ans de yoga : « Le grand écart est une posture très exigeante au yoga : elle demande de la souplesse dans l'arrière des jambes et dans les muscles des cuisses. C'est une position qui m'énervait vraiment au départ : quand j'ai commencé le yoga, cette posture était tout bonnement impossible, et elle avait le don de me mettre en colère : pourquoi est-ce que c'est si dur ? Et pourquoi est-ce que je n'y arrive pas ?! »

Le yoga permet l'exploration de ses possibilités physiques… et mentales. De quoi suis-je capable physiquement ? Comment est-ce que je réagis face aux difficultés ? Qu'est-ce que je veux vraiment et comment est-ce que je vais faire pour y arriver ? Le yoga est une invitation à se prendre soi-même comme sujet d'étude, à être curieux de qui l'on est, comment on réagit, comment on pense.

Svadhyaya, ou étude de soi, est un *niyama* qui encourage à se poser des questions sur soi : en lisant, en étudiant, en tenant un journal, au travers des discussions, des rencontres, etc.

L'étude de soi est-elle purement égocentrique ? C'est une démarche personnelle, mais personnelle ne veut pas dire égocentrique, et égocentrique ne veut pas non plus dire détachée des autres. En me connaissant moi-même, j'apprends comment agir et réagir de façon plus appropriée.

Comment appliquer *svadhyaya*, l'étude de soi…

… sur le tapis de yoga ?

- Au début de chaque pratique, je choisis une intention avec laquelle je vais pratiquer aujourd'hui : sourire, patience, motivation, joie, attention, lenteur, amour…

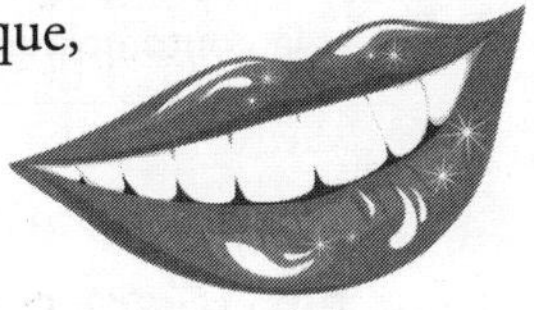

- J'observe ma respiration et mon mental dans les différentes postures.

… dans la vie de tous les jours ?

- Est-ce que je tiens un journal ?
- Comment est-ce que je vis ma pratique du yoga hors du tapis ?
- Quelles sont les valeurs ou qualités que j'attends chez les autres ? Comment ces valeurs ou qualités se manifestent-elles chez moi ?

Les contemplations

Dans le yoga, on peut être amené à faire des « contemplations », autrement dit des réflexions sur soi. Elles prennent souvent la forme de questions, comme celles que j'ai suggérées sous chaque *yama* et *niyama*. Ces questions peuvent ensuite donner lieu à des discussions en petit groupe. Dans la contemplation, il ne s'agit pas de réfléchir longuement afin de donner la meilleure réponse possible. Au contraire, soyez spontané ! Méditer quelques minutes est une bonne façon d'entamer la contemplation.

5 *Isvara-pranidhana* – la confiance

Quand mon mari a eu une opportunité de travail aux États-Unis, je me suis demandé et si j'avais vraiment envie qu'on y aille. Je devais démissionner d'un CDI dans un boulot qui me plaisait, j'aimais la ville où je vivais, je me sentais bien entourée de mes amis. Partir, tout quitter : qu'est-ce que j'allais bien pouvoir faire ? C'était très tentant, mais aussi vertigineux. Et si ça ne marchait pas pour moi ? Et si je ne retrouvais jamais de travail, que je restais seule dans un pays étranger ?

Et puis, à un moment donné, je me suis dit que ces questions resteraient sans réponses tant que je ne serais pas partie là-bas. J'oscillais parfois entre l'effroi d'avoir pris cette décision folle, et la joie de partir à l'aventure. Mais au fond de moi, j'avais confiance. Je me disais qu'il y aurait bien toujours quelque chose pour moi.

C'est pour ça que j'aime beaucoup ce *niyama :* avoir confiance donne de la force, l'envie d'avancer, d'essayer autre chose. La plupart des événements me dépassent, je ne suis pas en contrôle de tout, c'est impossible. Quand j'accepte ça, je me laisse porter. Je ne dis pas que je me laisse vivre, mais je reste ouverte à tout ce qui peut arriver, et je ne me barricade pas derrière des prétextes pour ne pas changer.

Lâcher prise, se dire qu'on ne peut pas tout maîtriser, permet aussi de faire face à l'imprévu. Comment est-ce que je réagis à cela si ça chamboule tous mes plans ? Je peux faire de mon mieux, mais il y aura toujours une part d'imprévu. Embrasser cet imprévu, c'est faire confiance, s'abandonner. La vie suit son cours. « Suivre le flot » me rappelle aussi que je ne suis pas seule au monde : j'existe au milieu d'autres individus semblables à moi, nous partageons la même Terre !

Maïté, 25 ans, 2 ans de yoga : « Le yoga m'a donné beaucoup plus confiance en moi, par rapport à la vision de mon corps et au regard que peuvent avoir les autres sur moi. Je suis aussi beaucoup moins à me dire "ça, je n'y arriverai pas". J'essaie, si je n'y arrive pas tant pis, je réessaierai une autre fois. Je faisais ça pour les postures un peu compliquées, et je l'applique dans ma vie quotidienne. »

Comment appliquer *isvara-pranidhana*, la confiance…

… sur le tapis de yoga ?

- Est-ce que je me laisse surprendre dans ma pratique du yoga, ou est-ce que je fais toujours la même chose ?
- Est-ce que j'ai confiance dans le fait que je vais progresser dans le temps ?

… dans la vie de tous les jours ?

- Qu'est-ce que j'ai de mieux à offrir ?
- Comment est-ce que je réagis face à l'inconnu ?

- Est-ce que je me retiens de me lancer dans des projets ?
- Est-ce que je suis très attaché au regard des autres ?

Utopiques, tous ces principes ?

Vivre selon ces 10 principes peut sembler irréalisable : c'est bien trop de travail ! C'est sûr, je ne me suis pas mise à travailler tous ces *yama* et *niyama* en même temps. Pour commencer, je vous conseillerais d'en choisir 1 ou 2 parmi ceux qui vous parlent le plus, ceux qui résonnent le plus avec votre propre expérience. Comme tous ces principes sont connectés ensemble, l'un entraîne l'autre, et il y a fort à parier que si vous vous intéressez à l'un, vous en arriverez aux autres par la suite.

Le bien-être par l'ayurvéda

L'ayurvéda est considéré comme une science « sœur » du yoga et développe des techniques de bien-être au quotidien qui vont de pair avec la pratique du yoga. Il n'est bien entendu pas nécessaire de suivre les préceptes de l'ayurvéda pour faire du yoga, mais c'est une bonne façon de prendre soin de vous de façon naturelle et équilibrée.

Le mot *ayurveda* signifie « science de la vie » en sanskrit. Originaire d'Inde où il est pratiqué depuis plus de 5 000 ans, l'ayurvéda se présente comme une médecine préventive en harmonie avec la nature et les saisons, notamment à travers un régime alimentaire et une hygiène quotidienne spécifique. Le mot d'ordre de l'ayurvéda, c'est **l'équilibre** – les déséquilibres étant source de maladies physiques et mentales. Le but de l'ayurvéda est d'apprendre à être en bonne santé en comprenant sa propre nature en relation avec son environnement.

Quel est mon *dosha* ?

L'univers, dans la conception ayurvédique, serait composé de 5 éléments : l'espace, l'air, le feu, l'eau et la terre. En se combinant, ils forment **3 *dosha*** : ce sont des constitutions, ou qualités physiques et mentales. Avant de commencer à suivre les principes de l'ayurvéda, chacun doit déterminer quel est son *dosha*. La première fois qu'on m'a présenté le système des *dosha*, je me suis dit : « Celui-là, c'est moi… ah non, tiens, plutôt celui-ci… ou celui-là. » En fait, tout le monde a une petite dose de chacun des 3 *dosha*, mais l'un d'entre eux est prédominant. Dans certains cas, ça peut être aussi une combinaison de deux *dosha*.

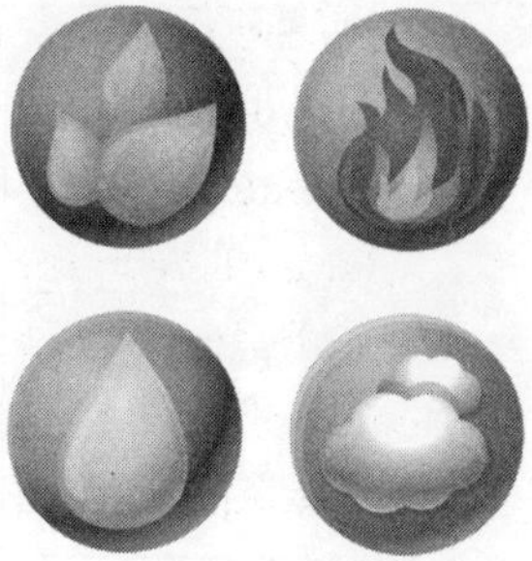

Pour déterminer votre *dosha*, choisissez une réponse par ligne et faites le total en bas du tableau.

	Vata	Pitta	Kapha
Ossature	Fine.	Moyenne.	Large et solide.
Poids	Difficile d'en prendre, facile d'en perdre.	Facile à gagner, facile à perdre.	Facile à gagner, dur à perdre.
Peau	Fraîche et sèche.	Chaude et bien hydratée.	Fraîche et bien hydratée.
Cheveux	Secs, frisottants, fins, cassants.	Raides, fins, tendance à grisonner.	Gras, ondulés, épais.

→

	Vata	Pitta	Kapha
Yeux	Petits, en fente, sourcils fins, regard mobile, de couleur sombre.	Moyens, en forme d'amande, brillants, regard intense, de couleur claire ou noisette.	Grands, ronds, sourcils épais, bien brillants, bleu foncé, marron ou noirs.
Appétit	Irrégulier.	Important.	Constant.
Digestion	Constipation, petites quantités, irrégulière.	Selles molles, régulières, quantités moyennes.	Lente, régulière, en grande quantité.
Transpiration	Légère.	Abondante.	Modérée.
Tempérament +	Créatif, énergique, enthousiaste, exalté, sensible.	Intelligent, directif, drôle.	Responsable, généreux, calme, fiable, stable.

→

	Vata	*Pitta*	*Kapha*
Tempérament –	Peureux, indécis, nerveux, anxieux.	Colérique, arrogant, trop compétitif.	Avide, borné, déprimé.
Capacités d'apprentissage	Apprend et oublie vite.	Apprend vite, oublie lentement.	Apprend et oublie lentement.
Façon de parler	Fantasque, bavard, rapide, entraînant.	Articulé, résolu, clair, concentré.	Lent, précautionneux, calme, voix basse ou grave.
Activités et loisirs	Agité et actif.	Compétitif.	Calme et aimant les loisirs.
Au quotidien	Aime le changement.	Aime organiser et planifier.	Aime garder sa routine.
TOTAL			

De l'équilibre pour chaque caractère

Après avoir déterminé son *dosha,* il faut trouver le moyen de l'équilibrer : par **l'alimentation**, par une **hygiène** quotidienne et par des activités physiques. Être équilibré, ça veut dire pas de manque, pas d'excès : il faut trouver le juste milieu !

Vata, le tempérament du mouvement et du changement

Éléments : *vata* est constitué d'espace + air ; c'est donc un élément froid (pas de feu), sec (pas d'eau), léger (pas de terre), mobile, clair, subtil.

Saison : automne.

Léger comme l'air… Si *vata* est votre *dosha,* vous êtes d'une nature qui aime le mouvement et le changement. Créatif, dynamique, enthousiaste et joyeux, vous êtes toujours partant pour faire plein de choses. Physiquement, vous êtes fin et élancé.

Dès que vata se déséquilibre, toute cette énergie devient hors de contrôle, vous avez tendance à devenir anxieux, à manger moins et donc à maigrir, vous êtes sujet aux insomnies.

Le tempérament vata doit apprendre à se poser aussi de temps en temps, à ne pas solliciter tout le temps ses sens, par exemple en évitant d'écouter tout le temps de la musique, en sachant de temps en temps rester au calme, fermer les yeux, méditer et pratiquer le yoga avec douceur.

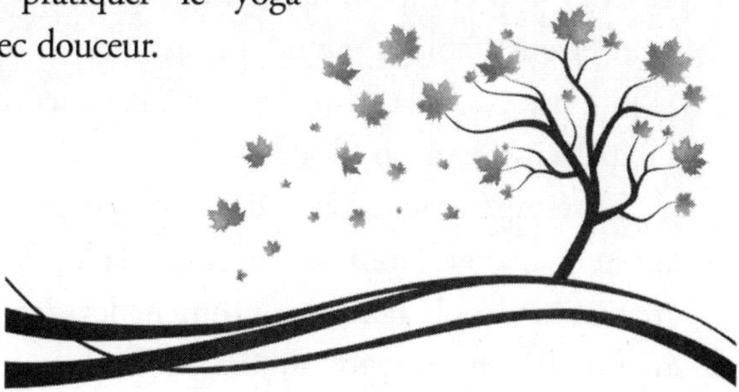

Pitta, le tempérament de la transformation et du métabolisme

Éléments : *pitta* est constitué de feu + eau ; il y a plus de substance que dans *vata* ! Mais il ne contient pas de terre, c'est donc un tempérament qui reste léger ; pas d'espace ni d'air, c'est donc une qualité plus liquide.

Saison : été.

Un tempérament de feu ! Si *pitta* est votre dosha, vous êtes d'une nature à en faire beaucoup : vous aimez apprendre, savoir tout sur tout, expérimenter, vous renseigner. Drôle, intelligent, directif, le pitta aime organiser, diriger.

Dès que *pitta* se déséquilibre, toute cette énergie se disperse en acné, yeux rouges, diarrhées chroniques, perte des cheveux; *pitta* peut devenir trop compétitif, enclin à la critique; il peut être irritable, cynique, sarcastique et, dans le pire des cas, cela peut tourner à la violence, à l'hypertension, à un ulcère.

Le tempérament pitta doit apprendre à se limiter: manger moins, diminuer la consommation d'alcool, faire des promenades dans la nature. Il faut du repos au *pitta*! Il lui faut aussi apprendre à s'occuper des autres, en faisant du bénévolat par exemple.

Côté yoga, le tempérament *pitta* peut aussi, de temps à autre, pratiquer un yoga plus calme. Le *pitta* cherche les défis, c'est bien, mais il faut ensuite apprendre à s'adoucir.

Kapha, le tempérament de la stabilité et des fluides

Éléments: *kapha* est constitué d'eau + terre. C'est le *dosha* qui a le plus de matière. Il ne contient pas de feu, donc il est froid; il n'a pas d'air, donc il est stable; et pas d'espace, donc il est épais. *Kapha* est mouillé, doux, un peu comme de la boue, lourd, parfois lent et terne.

Saison: printemps.

Le bon vivant ! Si *kapha e*st votre *dosha*, vous êtes d'une nature calme, réfléchie. Responsable, les autres peuvent compter sur vous : vous êtes fiable et généreux.

Dès que *kapha* se déséquilibre, cette stabilité peut se transformer en lourdeur. Prise de poids, rétention d'eau, digestion lente et compliquée, tendance à la déprime, le *kapha* mène parfois une vie sans trop d'activité ni de stimulation mentale et/ou physique. Le *kapha* aime garder des choses ou des personnes auprès de lui, même si elles ne le servent pas, ne le nourrissent pas.

Pour aider et équilibrer le *kapha*, il lui faut du mouvement, de l'activité, un petit grain de folie ! Sortir du canapé, rencontrer de nouvelles personnes, entreprendre de nouvelles activités. Dans le yoga, oser faire des postures dynamiques et qui revigorent, comme des torsions, tout en engageant une respiration vigoureuse, profonde. Au niveau de l'alimentation, le *kapha*, quand il est en déséquilibre, essaie de manger plus léger.

Le bien-être au quotidien : massages et techniques de purification

Lors d'une retraite de yoga que j'ai faite en Italie, des massages ayurvédiques étaient proposés :

une heure de massage à l'huile, très énergique. J'en suis ressortie revigorée, et épuisée en même temps! Mais il n'est pas nécessaire d'aller spécifiquement chez un masseur pour avoir un massage ayurvédique, c'est tout à fait possible de le faire chez soi. Avant tout, il faut avoir défini son *dosha* (voir test p. 159), ce qui va permettre de savoir de quelle huile chacun a besoin:

- *vata*: huile de sésame ou d'amande;
- *pitta*: huile de noix de coco ou de tournesol;
- *kapha*: huile de sésame, de moutarde, d'amande ou d'olive.

Un massage ayurvédique à la maison

Durée: 15 minutes.

L'huile s'utilise froide ou chaude. Pour la réchauffer, mettez la bouteille dans un fond d'eau bien chaude dans le lavabo. Après quelques minutes, versez environ 10 cl d'huile dans un petit récipient. Mettez quelques gouttes au creux des mains, puis massez-vous en commençant par les pieds, et remontez le long des jambes et du buste: faites des mouvements circulaires autour de chaque articulation, puis faites de longs mouvements le long des membres et des os, en allant des extrémités vers le cœur. L'huile peut aussi s'appliquer sur le cuir chevelu – les cheveux paraissent gras après, je ne le fais que quand je prévois de rester un moment chez moi, ou avant d'aller me coucher. Laissez le corps recouvert d'huile pendant quelques minutes, puis douchez-vous : faites simplement couler l'eau sur le corps. Vous pouvez vous savonner et lavez vos cheveux ou, en sortant de la douche, vous tapoter simplement avec une serviette. Le massage agit directement sur les systèmes circulatoire, nerveux et lymphatique du corps, en les stimulant. Et puis surtout, quel plaisir de se faire du bien !

Bon à savoir

L'huile se conserve dans une bouteille en verre teinté (pour éviter qu'elle ne devienne rance).

Les *kriya*

Les *kriya* sont des techniques de nettoyage du corps qui permettent de mettre en pratique l'adage « un esprit sain dans un

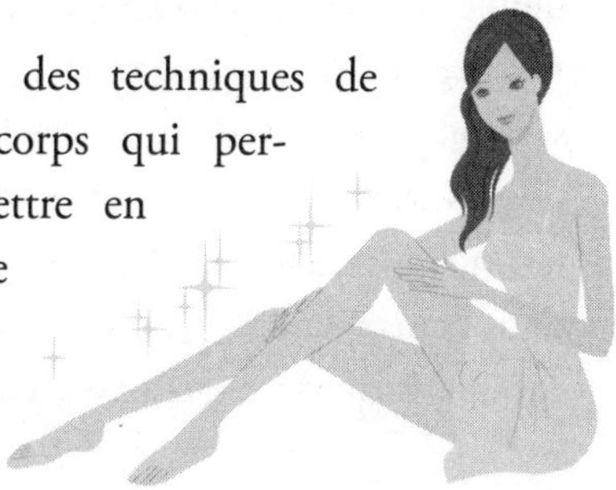

corps sain ». En voici quelques-uns faciles à faire à la maison. Il en existe de nombreux, certains yogis pratiquent même le nettoyage du colon… mais on n'ira pas jusque-là !

- ***Jala neti*** : le nettoyage du nez

Après avoir utilisé le *neti pot* (ou *lota*), j'ai toujours l'impression de mieux respirer, c'est plus fluide !

Effets bénéfiques : prévenir les sinusites.

Le bon moment : le matin ou le soir, 3 fois par semaine.

Contre-indication : à éviter en cas de gros rhume ou de migraine.

Matériel requis : un *neti pot* (ça ressemble à la lampe du génie dans Aladdin !), la plupart des pharmacies en vendent.

Comment faire? Remplissez le pot d'eau tiède déminéralisée et ajoutez une bonne pincée de sel (lorsque le sel est bien dosé, l'eau a le même goût que les larmes ; elle ne doit ni piquer, ni faire mal). Penchez la tête sur le côté, suffisamment pour pouvoir verser l'eau du pot dans une narine ; l'eau va couler et ressortir par l'autre narine. Mouchez-vous, puis faites passer l'eau dans l'autre narine. À la fin, mouchez-vous bien, expirez fortement et rapidement pour sécher le nez, afin que l'eau et les impuretés ne stagnent pas dans les narines.

• *Nauli* : le massage du ventre

Intégrez ce massage du ventre dans votre routine du matin, avant de déjeuner. Ça aide à la digestion !

Effets bénéfiques : relâcher les tensions dans le ventre, parfait en cas de constipation.

Le bon moment : le matin, dans la douche, quand vous avez l'estomac vide.

Contre-indication : si vous venez de manger ou si vous êtes enceinte.

Comment faire ? Debout, les genoux pliés, les jambes légèrement écartées, penchez-vous vers l'avant mains sur les cuisses. Inspirez, et aspirez le ventre vers la colonne vertébrale, le nombril remonte et le ventre se creuse. Retenez la respiration, puis relâchez lentement en expirant, tout en faisant des vagues avec votre ventre. Inspirez puis aspirez le ventre à nouveau : le ventre est collé vers la colonne vertébrale. Retenez la respiration, puis relâchez lentement en expirant et en créant des vagues à la surface de la peau. Continuez à faire ces mouvements d'aspiration et de relâche.

• *Kapalabhati* : le nettoyage du système respiratoire

C'est une respiration abdominale forcée, appelée aussi « la respiration de feu ».

Effets bénéfiques : énergisante, vivifiante, cette respiration relâche les tensions du ventre et procure une incroyable sensation de libération des poumons.

Le bon moment : le matin ou le soir, avec l'estomac vide.

Contre-indication : à éviter si vous venez juste de manger ou si vous êtes très enrhumé.

Comment faire ? Assis confortablement, les jambes croisées (ou en position accroupie, dite du « squat », les mains sur les cuisses), prenez une longue inspiration, puis expirez doucement et complètement tout le contenu de vos poumons. Vous êtes prêt pour *kapalabhati.* Prenez une inspiration, puis expirez d'un coup par le nez en contractant l'abdomen. Laissez l'inspiration suivante se faire naturellement, passivement (le bas du ventre se gonfle), puis expirez de nouveau par le nez en contractant le ventre. L'expiration se fait par le nez et donne l'impression de chasser un petit insecte coincé dans une narine. Après avoir effectué une minute de respiration abdominale, retenez votre respiration pendant une trentaine de secondes (ne forcez pas si vous devez respirer, relâchez et respirez), puis recommencez pour une nouvelle minute de respiration abdominale. À la fin de la minute, retenez votre respiration à nouveau (pendant 50 secondes cette fois), puis recommencez une dernière minute de respiration abdominale.

La routine du matin par l'ayurvéda

- Se lever tôt.
- Boire un grand verre d'eau à température ambiante.
- Nettoyer le visage, la bouche et les narines (voir le *kriya du nez plus haut).*
- Nettoyer la langue (avec une brosse à dents).
- Faire des gargarismes avec de l'eau salée.
- Quelques exercices de yoga léger, ou un peu d'étirements.
- Des exercices de respiration.
- Une méditation de 5 à 10 minutes.
- De la course à pied, de 30 minutes environ, 3 ou 4 fois par semaine.
- Un massage à l'huile.

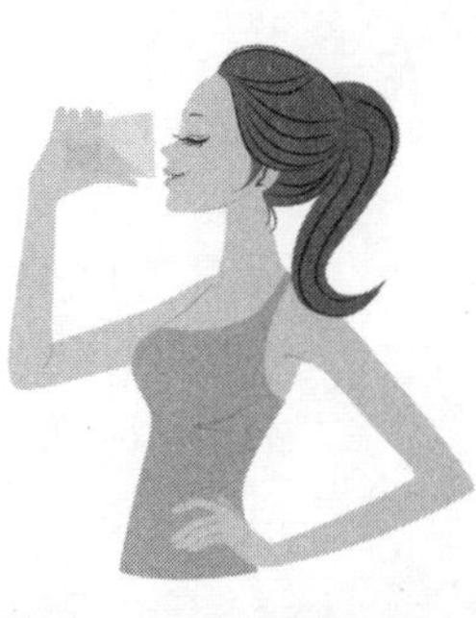

CHAPITRE 6

L'esprit du yoga même... dans mon assiette !

Dans la philosophie du yoga, il est recommandé de consommer de la nourriture qui nourrisse *vraiment*. Ça paraît évident : nourrir, n'est-ce pas justement le but de toute nourriture ? Mais en réalité, il m'arrive de manger sans chercher à me nourrir : je peux manger parce que je m'ennuie, pour passer le temps, ou machinalement, sans vraiment prêter attention à ce que je fais. Dans ce chapitre, on verra comment l'ayurvéda, la science sœur du yoga, envisage l'alimentation (voir dans le chapitre 1 les conseils pour une meilleure digestion, p. 22).

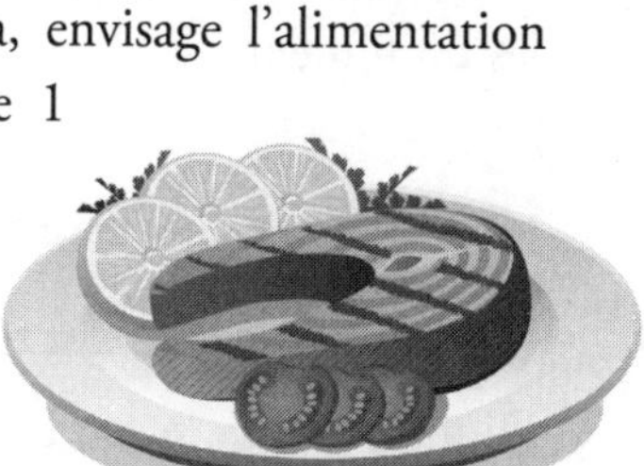

L'alimentation ayurvédique, ou la recherche d'un équilibre

Comme nous l'avons vu au chapitre précédent, l'ayurvéda considère que les cinq éléments primordiaux – la terre, l'eau, le feu, l'air et l'espace – se retrouvent en toutes choses, qu'elles soient animées ou inanimées, y compris dans les aliments et leurs saveurs.

Équilibrer son alimentation, c'est d'abord comprendre quelle est notre constitution dominante, notre *dosha (vata, pitta ou kapha* – voir le test p. 159), quels éléments nous déterminent le plus et donc quelles saveurs privilégier afin de combiner les bonnes propriétés en fonction de notre profil.

L'ayurvéda distingue 6 grandes saveurs (ou *rasa*) possédant chacune des propriétés spécifiques et ayant divers effets sur notre organisme selon notre constitution ; certaines saveurs accentuent certains dosha, tandis que d'autres les diminuent.

Les 6 saveurs reconnues par l'ayurvéda

❶ Madhura, le sucré : terre + eau

Diminue : *vata, pitta.* Renforce : *kapha.*

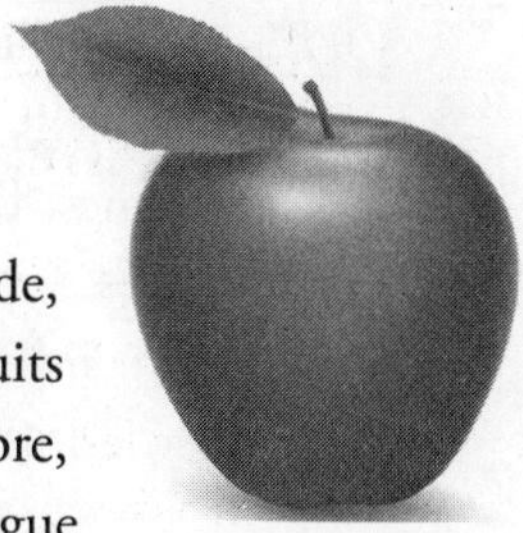

Aliments sucrés, doux : aliments chargés en glucides (sucre, miel, jus de fruits, riz, pain, céréales), laitages, viande, poisson, huiles et graisses, fruits et légumes (betterave, concombre, pomme de terre, pomme, figue fraîche, raisin, melon, pêche, poire, prune, fruits secs, banane, asperge, carotte, courge), épices (réglisse, safran, cardamome, cannelle).

☺ Le sucré construit tous les tissus du corps et adoucit les membranes muqueuses.

☹ En excès, il peut provoquer obésité, dyspepsie, diabète, inconscience, tumeur maligne, etc.

❷ *Amla*, l'acide : terre + feu

Diminue : *vata.* Renforce : *pitta, kapha.*

Aliments acides, aigres : aliments fermentés, fruits et légumes acides (agrumes, baies, prunes acides, grenade, fruit de la passion, raisin vert, tomate, épinards, blettes, rhubarbe, légumes marinés comme les cornichons), ferments alcooliques (vin, bière), certains laitages (yaourt, kéfir), vinaigre.

☺ L'acide améliore l'appétit et la digestion, favorise l'élimination des déchets et réduit les spasmes. Il est bon pour le cœur.

☹ En excès, il peut provoquer manque de vigueur, inflammations, démangeaisons et abîmer le foie.

❸ *Lavana*, le salé : feu + eau

Diminue : *vata.* Renforce : *pitta, kapha.*

Aliments salés : sel, fruits secs salés, fast-food, conserves, produits marins (algues, crustacés, poissons, coquillages).

☺ Le salé est bénéfique à la digestion, l'appétit, l'harmonie hydrique et l'élimination des déchets. Il augmente les plaisirs de la vie et réduit la peur et l'anxiété. Il nettoie les canaux obstrués (*srotas)* ainsi que les pores. Il adoucit et détend les tissus.

☹ En excès, il peut provoquer gonflements et rétention d'eau, rides et vieillissement prématuré, colère, appétit insatiable ; il peut aussi endommager les reins et entraîner des diarrhées.

❹ *Tikta*, le piquant : air + feu

Diminue : *kapha.* Renforce : *vata, pitta.*

Aliments piquants : certaines épices et condiments (oignon, ail, radis, gingembre, clou de girofle, piment de Cayenne, poivre noir, moutarde épicée, menthe, thym, laurier...), café, thé.

☺ Le piquant stimule la digestion, augmente l'appétit et relance le métabolisme. C'est un bon traitement des désordres *kapha* (obésité, diabète, toux, respiration congestionnée).

☹ En excès, il cause et augmente la douleur, la soif, les brûlures, l'impuissance, les éblouissements et la faiblesse. Émotionnellement, il accentue colère et irritation.

❺ *Katu*, l'amer : air + espace

Diminue : *pitta, kapha.* Renforce : *vata.*

Aliments amers : légumes et plantes à feuilles ou graines amères (pissenlit, endive, ortie, fenugrec, chicorée, salade), herbes amères (gentiane), racines amères (curcuma, valériane), aromates (absinthe, armoise, tanaisie, rue, vétiver), le Schweppes, la caféine.

☺ L'amer purifie et assèche les sécrétions, tonifie et resserre les tissus. Il est utile contre les problèmes digestifs, la fièvre, les irritations du foie et de la peau.

☹ En excès, il peut provoquer des irritations nerveuses, des pertes de poids, du dessèchement, une peau craquelée et un manque de sécrétions. Sur le plan émotionnel, il cause de l'insatisfaction, de l'obstination amère, de la frustration et de l'insécurité.

❻ *Kashaya*, l'astringent : air + terre

Diminue : *pitta, kapha.* Renforce : *vata.*

Aliments aux propriétés astringentes : fruits (banane verte, grenade, canneberge), légumes (haricots, lentilles, brocoli, choux, céleri, asperge, blettes, pomme de terre, épinards), la cannelle, les tannins, écorces et résines (écorce de chêne, myrrhe).

☺ L'astringent guérit, purifie et resserre toutes les parties du corps.

☹ En excès, il est anti-aphrodisiaque, il diminue toutes les sécrétions, il absorbe l'eau et cause constipation, soif, tremblements, fourmillements. Il endommage le colon. Émotionnellement, il provoque introversion, peur et anxiété.

Les saveurs des aliments affectent l'ensemble de nos cellules, et donc de notre corps et de notre psyché, d'où l'importance d'une alimentation

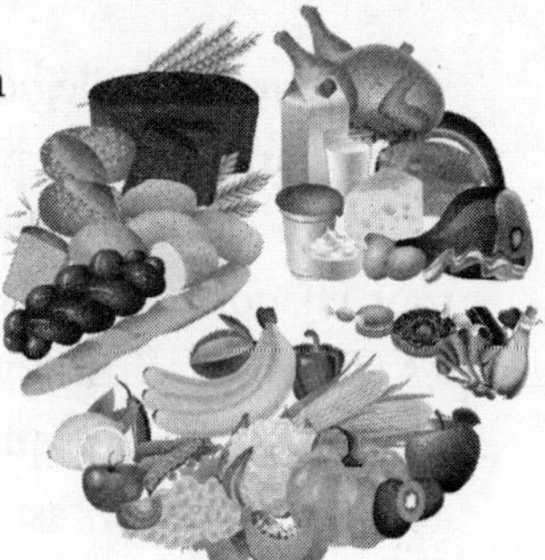

sélectionnée avec soin selon notre profil. Mais n'oubliez pas : tout est affaire d'équilibre, l'excès dans les bonnes comme dans les mauvaises choses est néfaste. Il ne s'agit pas d'éliminer totalement un ou plusieurs groupes d'aliments, mais de changer nos habitudes et de modérer les aliments qui peuvent nous être néfastes par moments. Trop de telle ou telle saveur favorisera l'apparition de dysfonctionnements ou maladies. L'objectif n'est pas de privilégier l'un ou l'autre *dosha*, mais d'harmoniser les différents dosha en nous – et notamment de diminuer le dosha dominant et d'augmenter les dosha faibles.

L'alimentation de *vata*, le mouvant

Objectif : Vous êtes léger, aérien et dispersé ; votre alimentation doit vous ramener sur terre, vous poser et vous stabiliser ; bref, vous **alourdir** ! Vous êtes constitué d'air et d'espace : vous êtes froid, votre alimentation doit **pallier ce manque de chaleur**.

Saveurs à privilégier : le sucré, l'acide, le salé.

Saveurs à éviter : le piquant, l'amer, l'astringent.

Misez donc sur les plats consistants et surtout chauds, qui vous reconstituent ; diminuez les aliments froids, notamment les crudités, qui accentuent vos déséquilibres ; évitez les aliments amers, piquants, astringents, qui accentuent votre stress et provoquent des gaz. Si votre sommeil est perturbé, buvez un lait chaud épicé (noix de muscade, cannelle, cardamome) avant d'aller vous coucher. Vous qui êtes mobile, changeant, vous avez tendance à perdre l'appétit : efforcez-vous de prendre vos repas à heures régulières – et de vous coucher, de même, à heures régulières.

L'alimentation de *pitta*, l'énergique

Objectif : Vous êtes organisé, très actif et parfois surmené : il faut calmer le jeu et canaliser toute cette énergie débordante. Vous êtes constitué de feu et d'eau : il y a beaucoup de chaleur en vous, votre alimentation doit vous **rafraîchir**.

Saveurs à privilégier : le sucré, l'amer, l'astringent.

Saveurs à éviter : l'acide, le salé, le piquant.

Favorisez avant tout les plats légers et frais, comme des salades et des sandwichs froids.

Si vous ressentez le besoin de manger entre les repas, choisissez de préférence des fruits secs. Évitez les aliments acides, salés et piquants, qui augmentent la chaleur. Buvez avec modération, l'alcool peut avoir tendance à vous enflammer ! Vous qui êtes parfois trop agité, pensez à prendre vos repas de façon calme, et en bonne compagnie.

L'alimentation de *kapha*, le terre à terre

Objectif: Vous êtes quelqu'un de tranquille, gentil et bon vivant. Un zeste d'énergie vous fait parfois défaut. Vous êtes constitué d'eau et de terre : il y a beaucoup de matière en vous, votre alimentation doit vous **alléger**.

Saveurs à privilégier : le piquant, l'amer, l'astringent.

Saveurs à éviter : le sucré, l'acide, le salé.

Privilégiez avant tout les plats chauds et épicés, qui favorisent la digestion. Revoyez les quantités de nourriture que vous consommez : vous pouvez avoir tendance à trop manger, et de façon trop riche. En cas de fringale, ne vous ruez pas sur les sucreries (bonbons, chocolat).

5 clés pour commencer à manger selon les principes ayurvédiques

1. **Revoyez votre liste de courses** et favorisez avant tout les **produits locaux** : c'est la meilleure façon d'avoir des produits frais et de saison qui ont non seulement plus de goût, mais aussi et surtout de meilleurs apports nutritionnels.
2. **Faites le tri** dans vos placards et dans le réfrigérateur : dites adieu aux produits qui contiennent des additifs, des colorants, des hormones, des pesticides, etc. Ils possèdent des toxines difficiles à éliminer par le corps.
3. **Cuisinez à la maison** ! C'est le meilleur moyen de retrouver une connexion avec votre corps. **Et changez vos éternelles recettes.** Ajoutez une épice, un condiment ou une herbe dont vous n'avez pas l'habitude. Testez de nouveaux légumes et fruits dans des soupes, salades et smoothies. Ne vous restreignez pas à ce que vous achetez automatiquement. J'ai déjà fait le test : préparer une soupe de potimarron et la cuire ne prend pas plus de temps que faire réchauffer une pizza surgelée et attendre devant le four.

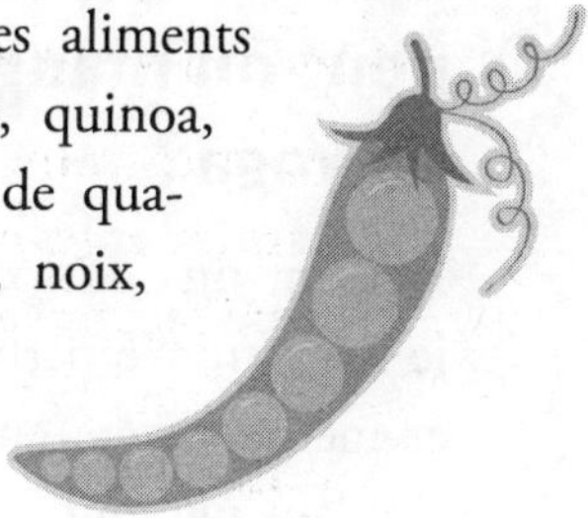

❹ **Favorisez la « détox » au jour le jour :** en mangeant des aliments complets (riz complet, quinoa, etc.) et des protéines de qualité (lentilles, haricots, noix, graines complètes, les produits animaux de bonne qualité, bio de préférence).

❺ **Évitez ce qui ne vous fait pas du bien,** en repérant si vous avez des intolérances alimentaires. Vous avez peut-être déjà souffert d'inflammations, d'un sentiment de lourdeur ou de quelques boutons après avoir mangé « quelque chose ». Reste à identifier quoi exactement. Les sept allergies les plus fréquentes sont dues aux aliments à base de gluten (à base de céréales comme le blé, le seigle ou l'orge), de produits laitiers, de levure (bière, pains, pâtisseries…), d'œuf, de maïs, de cacahuètes et de soja. Essayez de repérer comment vous réagissez par rapport à ces ingrédients. Attention à ne pas qualifier certains aliments de « mauvais » ou de « bons » pour autant. L'équilibre en toutes choses, comme toujours !

Question (pas si) bête : peut-on manger avant un cours de yoga ?

Pendant un cours de yoga, ça bouge pas mal : je me retrouve parfois sur le ventre, sur le dos, et même la tête en bas. Avoir l'estomac plein pendant un cours n'est donc pas recommandé, surtout pour une question de confort. Le mieux est de manger au moins 3 heures avant, ou après. Si un petit gâteau me fait envie avant de commencer, surtout si j'ai faim, pas question de me priver. Mais j'évite de boire trop d'eau, de café ou de thé juste avant : pas de pause pipi en plein cours, c'est déstabilisant.

Le tabou du cours de yoga : le pet involontaire

Vous aimeriez bien être le seul à avoir entendu ce petit bruit sec et net : eh oui, vous venez de péter en cours de yoga, et tout le monde l'a entendu aussi. Ne restez pas prostré sur votre tapis, les manifestations physiques (voire odorantes) pendant un cours de yoga... sont normales. C'est le signe que votre corps fonctionne ! Si l'odeur est insoutenable, pensez par contre à revoir votre régime alimentaire.

Faut-il devenir végétarien si on fait du yoga ?

Yoga et végétarisme sont souvent associés car en Inde, d'où le yoga est originaire, la majeure partie de la population de religion hindouiste est végétarienne. Le yoga partage des racines anciennes communes avec l'hindouisme, mais n'est pas directement rattaché à lui aujourd'hui. L'amalgame associant yoga et régime végétarien est donc courant, mais il n'y a en fait aucune obligation dans le yoga…

Cela dit, être yogi, c'est s'interroger sur son style de vie, y compris ses choix alimentaires. Consommer de la viande et du poisson, est-ce vraiment bon pour moi ? C'est une question légitime à se poser. Si vous n'avez pas l'intention de changer votre régime alimentaire, peut-être ressentez-vous tout de même le besoin de limiter votre consommation de viande ?

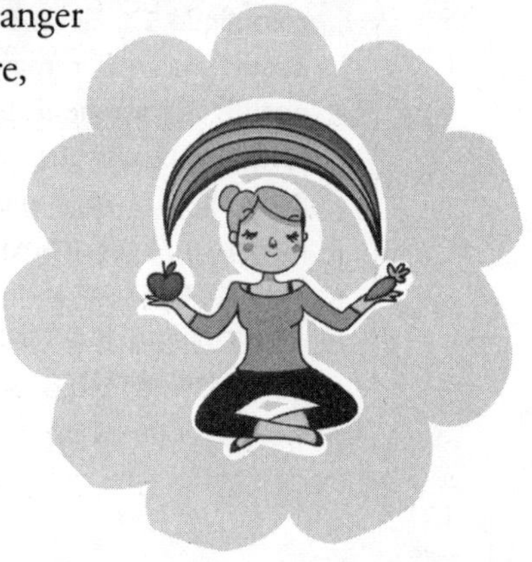

Végétarien et végétalien

Le végétarien ne mange pas de chair animale (ni viande, ni poisson).

Le végétalien exclut tout produit d'origine animale, et ne consomme donc, en plus, ni lait, ni yaourts, ni fromage, ni œufs.

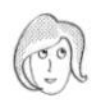

Whitney, 24 ans, végétarienne, 2 ans de yoga: «Je suis végétarienne depuis bientôt quatre ans. Je ne faisais pas encore de yoga à l'époque, quand j'ai décidé de changer ma façon de manger. Mais maintenant, je pratique le yoga presque quotidiennement depuis deux ans. Quand je suis devenue végétarienne, les trois premiers mois ont été assez compliqués: mais c'était surtout parce que je suis passée d'un régime alimentaire médiocre à une façon de manger plus consciente. C'était compliqué car je me sentais fatiguée au tout début, mais j'ai remarqué rapidement les effets positifs: j'étais moins ballonnée, moins engourdie après les repas, et je me sentais mieux de façon générale! Le yoga me permet de me rappeler pourquoi j'aime manger sainement, des aliments frais, complets et nourrissants. Mon corps réagit à tout ce que je lui fais subir, et si je mange mal, je me sens mal!»

Pourquoi manger moins de viande et de poisson ?

- **Pour des raisons de goût** : pas de goût particulier pour la viande, ou même un dégoût pour la viande et le poisson.
- **Pour des raisons éthiques et environnementales** : on refuse de cautionner la façon cruelle dont sont traités les animaux dans l'industrie agroalimentaire, depuis l'élevage jusqu'à l'abattage. Sans parler de l'impact majeur et néfaste de ces usines sur l'environnement*.
- **Pour des raisons de santé** : manger de la viande en trop grande quantité apporte un surcroît de graisses qui peut provoquer des dysfonctionnements. Une alimentation végétarienne correctement menée permet de prévenir un certain nombre de maladies et ennuis de santé (obésité, diabète, problèmes cardio-vasculaires, cancers, ostéoporose, etc.). Demandez conseil à votre médecin.

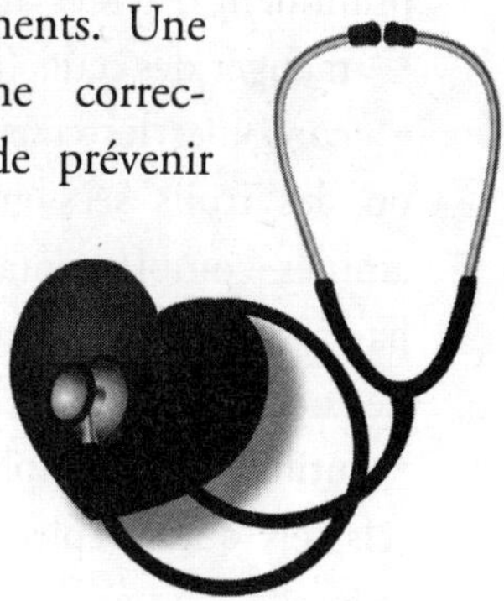

* Sur ce sujet, on peut lire le livre *Faut-il manger les animaux ?* de Jonathan Safran Foer (Éditions de l'Olivier, 2011), dans lequel l'auteur américain explique ce qu'il reproche à l'élevage et à l'abattage.

Mais comment avoir suffisamment de protéines? Est-ce que je risque d'avoir des carences nutritionnelles?

Ce qui est important pour que notre corps puisse construire du muscle, entre autres missions, ce sont les acides aminés présents dans les protéines. Or, la viande et le poisson ne sont pas les seuls à en contenir: on trouvera ainsi des protéines végétales dans les céréales, les légumineuses, les oléagineux, le tofu, le soja, les graines germées, les champignons, etc. Cela dit, le taux d'acides aminés de ces aliments est parfois moindre que dans la viande et le poisson; il faut donc quelques « trucs » pour obtenir suffisamment d'acides aminés:

- manger des œufs (à moins d'être végétalien);
- combiner les céréales avec des légumes secs ou des fruits secs gras qui auront des acides aminés complémentaires, comme le riz et les haricots secs par exemple, ou du quinoa avec des noisettes;
- utiliser des compléments alimentaires naturels tels que la spiruline, la levure de bière, la chlorelle…

Devenir végétarien en douceur

Pour éviter une rupture trop brutale dans votre régime alimentaire, vous pouvez :

- tester des cuisines du monde comme les cuisines thaïe, libanaise ou mexicaine, dans lesquelles on trouve de délicieux plats sans viande ni poisson ;
- souscrire à un panier fermier qui procure de façon mensuelle ou hebdomadaire des fruits et légumes sains et de saison (renseignez-vous auprès de l'AMAP* la plus proche de chez vous) ;
- faire la liste, dans ce que vous aimez manger habituellement, de tous les plats qui sont déjà végétariens : ainsi, vous serez rassuré en voyant que vous n'avez pas à bousculer absolument toutes vos habitudes alimentaires ;
- enfin, de même qu'au yoga, y aller *progressivement*, à votre rythme, en vous écoutant et en écoutant votre corps avant tout.

Que manger si on supprime la viande ?

Manger selon le régime végétarien, ce n'est pas simplement supprimer la viande de son assiette :

* Association pour le maintien d'une agriculture paysanne. Les AMAP sont destinées à favoriser l'agriculture paysanne et biologique. Plus d'infos : www.reseau-amap.org.

si je décide de ne plus manger de steak-frites, ça ne veut pas dire que je vais juste manger les frites. Il existe de nombreux plats végétariens à part entière, variés, avec du goût et des saveurs intéressantes. Achetez des livres de recettes, consultez des sites et des blogs spécialisés pour vous donner des idées !

Mes blogs de cuisine végétarienne préférés :

- « Cléa cuisine » (www.cleacuisine.fr) : Cléa propose des recettes sucrées et salées qui font vraiment envie !
- « Cuisine saine » (www.cuisine-saine.fr) : Karen nous suggère des recettes sans gluten et adaptées aux différents types d'allergies. Une vraie mine d'infos !
- « 100% Végétal » (www.100-vegetal.com) : Marie offre des trésors de recettes végétaliennes et gourmandes autour de produits de saison.

Les bons livres végétariens à ne pas louper :

- *Mes petites recettes magiques aux protéines végétales*, de Anne Dufour et Carole Garnier (Quotidien Malin Éditions, 2011).
- *100 % végétal et gourmand*, de Marie Laforêt (Éditions Alternatives, 2014).
- Et parce qu'il n'y en a pas que pour les grands : *Petit végétarien gourmand*, de Marie Laforêt et Ludovic Ringot (Éditions Alternatives, 2013).

Il est désormais très facile de se procurer des aliments adaptés à une alimentation saine et végétarienne, car des magasins spécialisés, magasins bio, coopératives, etc., s'ouvrent et se développent un peu partout – *cf.* chaînes Biocoop (www.biocoop.fr), La Vie Saine (www.laviesaine.fr), Le Grand Panier Bio (www.grandpanierbio.net)...

Sur Internet, vous trouverez également nombre d'épiceries d'alimentation bio et végétarienne en ligne :

- www.greenweez.com
- www.naturalia.fr
- www.mondebio.com

Pour ceux que la cuisine rebute, il existe aussi beaucoup de plats tout prêts et totalement végétariens, en vrac : caviar d'aubergine, houmous, tzatziki, steaks de soja, rouleaux de printemps, nems aux légumes, plats à base de tofu, etc.

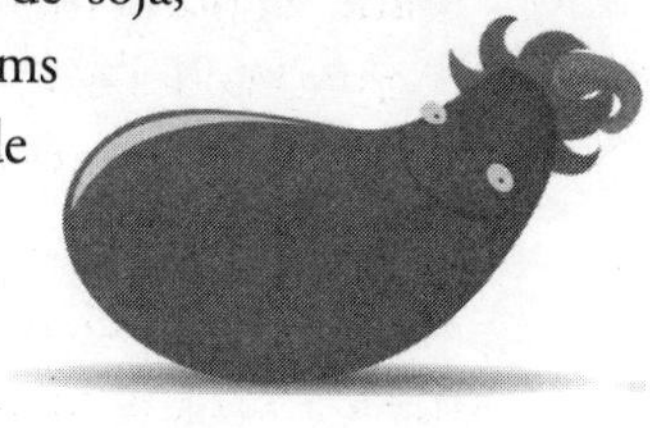

Les marques de supermarchés proposent même aujourd'hui leurs propres gammes de produits végétariens prêts à déguster.

Enfin, sur le site www.vegetarisme.info, vous trouverez notamment un annuaire des adresses végétariennes listant des restaurants, tables d'hôtes, magasins bio, etc., dans toute la France… de quoi trouver, en tous lieux, matière à prendre soin de son corps et de soi !

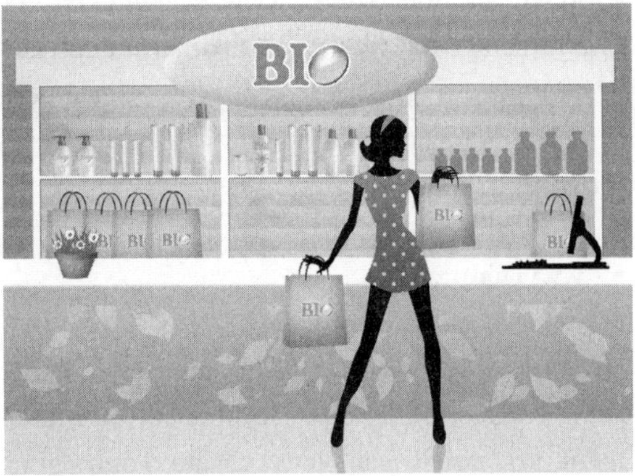

CONCLUSION

Peut-on être un mauvais yogi ?

Le yoga est un formidable outil pour bouger, se relaxer, profiter de l'instant présent, faire la paix avec soi-même et les autres, suivre des conseils de vie équilibrée. Peu importent les raisons pour lesquelles on en vient au yoga ; l'important, c'est d'avoir envie de revenir. On finit toujours par trouver « plus » que ce qu'on avait imaginé au départ.

Ce livre a pour seule ambition de vous donner envie d'explorer toutes ces possibilités… qui sont déjà en vous, il n'y a plus qu'à les activer. Il y a beaucoup d'informations, de conseils, de suggestions, de choses à éviter, à favoriser : le chantier peut paraître immense ! Beaucoup d'efforts et de discipline sont requis, mais il y a tant à gagner ! Et si je n'arrivais jamais à devenir un bon yogi ? Si je continue à boire du café, à fumer des cigarettes, à mentir, séduire, et aller au yoga juste pour mettre des collants confortables et sexy… ? Rassurez-vous, le yoga est un long cheminement. À la fin de l'année, il n'y aura pas de cérémonie de remise des médailles, il n'y aura pas de passage à la ceinture noire de yoga. Non, ce sera juste moi face à moi-même : les bénéfices physiques que j'aurai pu en tirer, le cheminement mental que j'aurai fait. C'est déjà bien, et c'est ici et maintenant.

Envie de plus de yoga ?

Rendez-vous sur mon blog yoga.maathiildee.com où vous trouverez articles et vidéos pour vous aider à débuter ou approfondir votre pratique du yoga.

Lexique des mots sanskrits traditionnellement utilisés en yoga

Acroyoga : yoga de voltige (p. 47).
Ahimsa : la non-violence (p. 134).
Amla : la saveur acide, en alimentation ayurvédique (p. 175).
Anuloma viloma : respiration alternée (p. 98).
Aparigraha : la non-avidité (p. 142).
Asana : posture – ou « s'asseoir » (p. 132).
Ashtanga : style de yoga dynamique (p. 47, 49).
Asteya : la non-convoitise (p. 138).
Ayurvéda : science de la vie (p. 157).
Bikram : style de yoga pratiqué en salle chauffée (p. 21, 48).
Brahmacharya : la modération (p. 141).
Chakra : centre d'énergie. Il y en a 7 dans le corps, ainsi positionnés : sacrum, nombril,

plexus solaire, cœur, gorge, entre les sourcils et fontanelle (p. 103).

Dharana : concentration (p. 133).

Dhyana : méditation (p. 133).

Dosha : tempéraments, dans l'ayurvéda (p. 158).

Hatha : littéralement, *hatha* signifie « le soleil et la lune ». C'est un style de yoga doux (p. 48).

Isvara-pranidhana : la confiance (p. 154).

Iyengar : style de yoga exigeant mettant l'accent sur l'alignement des parties du corps dans l'espace (p. 48).

Jala neti : nettoyage du nez (p. 168).

Kapalabhati : respiration abdominale forcée (p. 169).

Kapha : le tempérament de la stabilité et des fluides dans l'ayurvéda (p. 164).

Karma : loi de cause à effet (p. 29).

Kashaya : la saveur astringente, en alimentation ayurvédique (p. 178).

Katu : la saveur amère, en alimentation ayurvédique (p. 177).

Kirtan : chant (p. 111).

Kriya : techniques de nettoyage et de purification du corps (p. 167).

Kundalini : style de yoga à base de chants et de méditation (p. 49).

Lavana : la saveur salée, en alimentation ayurvédique (p. 176).

Madhura : la saveur sucrée, en alimentation ayurvédique (p. 174).

Mantra : son, mot ou groupe de mots riches symboliquement (p. 110-111).

Mysore : yoga exigeant pratiqué de bon matin (p. 49).

Namaste : salutation communément utilisée en Inde ou au Népal. Les mains sont jointes et leur position varie selon celui qu'on salue : devant la poitrine pour saluer ses semblables, devant le visage pour saluer le guide spirituel ou le professeur, et au-dessus de la tête pour saluer le divin (p. 59).

Nauli : massage du ventre (p. 169).

Niyama : principe d'autodiscipline (p. 131).

Om : son originel dont le sens en sanskrit est « tout ce qui était, est et sera » (p. 59).

Pitta : le tempérament de la transformation et du métabolisme dans l'ayurvéda (p. 163).

Prana : le souffle vital (p. 94, 141).

Pranayama : exercices de respiration (p. 94).

Rasa : les 6 saveurs, en alimentation ayurvédique (p. 174).

Samadhi : l'union (p. 133).

Santosa : le contentement (p. 146).

Satya: la vérité (p. 136).

Saucha: l'ordre et la propreté (p. 144).

Savasana: posture de relaxation dite du « cadavre » (p. 102).

Shanti: paix (p. 59).

Srotas: désigne les nombreux canaux participant aux processus généraux d'assimilation et d'élimination du corps humain (p. 176).

Svadhyaya: l'étude de soi (p. 152).

Tapas: l'action (p. 149).

Tikta: la saveur piquante, en alimentation ayurvédique (p. 176).

Ujjayi: respiration sonore (p. 97).

Vata: le tempérament du mouvement et du changement dans l'ayurvéda (p. 162).

Vinyasa: style de yoga dynamique (p. 50).

Vishnu mudra: un *mudra* est une façon de disposer ses doigts, et le *Vishnu mudra* consiste à plier l'index et le majeur (p. 99).

Yama: observance (p. 131).

Yin yoga: style de yoga calme (p. 50).

Yoga: l'union.

Yogi: personne pratiquant le yoga.

Remerciements

Je remercie mes profs de yoga qui m'ont guidée au fil des années (et des pays), notamment Alexandra Peyre, Sarah Sturges, Aaron Cantor et Lynne Begier. Merci aussi à tous mes amis pour leurs encouragements et leur enthousiasme au fil des mois, et la patience avec laquelle ils ont répondu à toutes mes questions, en particulier Manu, Paula, Mikio, Patricia, Jaime, Julie, Yao, Yukako, Pierre, Maïté, Sébastien, Marie-Pascale, Whitney, Jenifer, Lindsey… Enfin, merci à Joanne Mirailles de m'avoir fait confiance pour réaliser ce projet !

Table des matières

Achevé d'imprimer en Espagne
sur les presses de Novoprint
Dépôt légal : février 2014